名老中医教您治腰椎病

腰椎病自我保健不求人

崔述生 主编
崔述生全国名老中医药专家传承工作室 组织编写

全国百佳图书出版单位
化学工业出版社
·北京·

内容简介

本书从腰椎相关知识、腰椎病概述、腰椎病康复运动与中医药治疗等方面，对腰椎病的预防、自我保健方法等做了较为系统的阐述，帮助读者认识腰椎病，并能选择正确的方法进行日常的自我保健。本书适合腰椎病患者及其家属阅读，也可供从事腰椎病诊疗的相关医师参考。

图书在版编目（CIP）数据

腰椎病自我保健不求人/崔述生主编；崔述生全国名老中医药专家传承工作室组织编写．—北京：化学工业出版社，2022.11（2025.1重印）

ISBN 978-7-122-42117-3

Ⅰ.①腰… Ⅱ.①崔…②崔… Ⅲ.①腰椎－脊椎病－防治 Ⅳ.①R681.5

中国版本图书馆CIP数据核字（2022）第164126号

责任编辑：邱飞婵　　文字编辑：李　平
责任校对：李　爽　　装帧设计：史利平

出版发行：化学工业出版社
（北京市东城区青年湖南街13号　邮政编码100011）
印　　装：河北京平诚乾印刷有限公司
880mm×1230mm　1/32　印张$6^1/_2$　字数148千字
2025年1月北京第1版第3次印刷

购书咨询：010-64518888
售后服务：010-64518899
网　　址：http://www.cip.com.cn
凡购买本书，如有缺损质量问题，本社销售中心负责调换。

定　　价：49.80元

主编简介

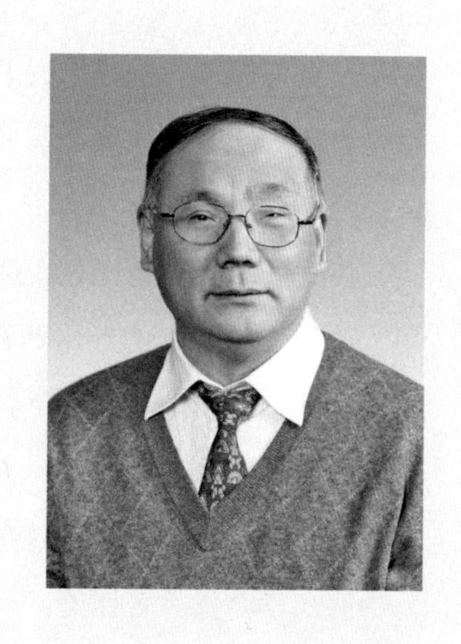

崔述生　北京中医药大学教授、主任医师，国家级名老中医，全国劳动模范，首都名中医，首届北京中医行业榜样。全国第六批、第七批老中医药专家学术经验继承工作指导老师，北京市第四批、第五批、第六批老中医药专家学术经验继承工作指导老师，拥有“崔述生全国名老中医药专家传承工作室”“北京中医药薪火传承‘3+3’工程崔述生名老中医传承工作室”以及“北京中医药薪火传承‘3+3’工程建设单位崔述生名医传承工作站”。多次担任市、区政协委员。任中国中医药信息学会正骨推拿分会会长，中国中医药信息学会主任委员，中国中医药学会理事，北京中医药学会正骨推拿分会顾问，中华人民共和国人力资源和社会保障部、中华人民共和国国家卫生健康委员会、国家中医药管理局、中国残疾人联合会高级职称评审委员会委员，执业医师考试委员会委员。

崔述生教授主持国家及省部级重点科研课题多项，其中研制用于治疗跌打损伤的外用药膏——速效损伤灵，获得北京市科技进步三等奖。《崔氏手法传承记》系列讲座获得“第二批北京中医药传承精品课程”奖项，并受到北京市中医管理局的表彰。在核心期刊发表论文及文章百余篇，出版医学专著10部，获全国中华中医药学会优秀著作奖。

崔述生教授师从北派一指禅代表卢英华，从事中医临床、教学及科研工作近50年，擅长运用推拿、点穴、中药内服外用治疗伤科、内科、儿科以及妇科疾患。主张“三个结合”思想——中药内治法与外治法相结合、药物治疗与非药物治疗相结合、物理疗法与手法治疗相结合。开创“拨筋派”，形成一系列独特的推拿手法，例如“头部推拿十法”“颈部七线拨筋法”“‘3+3’治疗急性腰扭伤”“腹部推拿八法”“背部推拿六法”“拍三拍、扳三扳、点三点治腰九法”，同时创编“电脑工作者‘闹钟式’颈部保健操”“青少年脊柱保健操”。形成了以“点拨齐用，筋骨并重，药术相辅，形神同调”为核心的学术思想。

编写人员名单

主　编　崔述生

编　者　崔述生　孙　波　王永谦
刘殿龙　周可林　费寅涛
胡可馨　严雪儿　张俊磊
张　友　杜美皎　刘丛珊
熊昊哲

前言

您有没有过久坐之后腰背部酸胀、疼痛的经历？是不是在长期伏案工作后发现自己的下肢麻木、疼痛？这些都有可能是腰椎病惹的祸。

在现代社会，自动化生产模式在逐渐替代传统的人工生产模式，人们由劳动者逐渐变成机器生产的控制者，再加上网络和信息化的飞速发展，越来越多的人的办公方式变成了长期在办公桌前工作，因此腰椎病的发病率正逐年上升，并有年轻化的趋势。几乎每个人在生活中都或多或少有过腰背部疼痛的经历，其原因不外乎与不良的动作习惯、生活习惯有关，例如不良坐姿、工作过久、运动过度、保持一个姿势过久、一个动作重复过多以及受风受寒等。再加上普遍存在的运动量不足、工作压力大、情绪波动、作息不规律等原因，使得腰椎病的患病人群有逐步扩大的趋势。中医学有“未病先防，既病防变”的观点，因此，我们更关注如何在中医药理论指导下预防腰椎病、如何应用中医药的手段改善腰椎病的症状。本书从腰椎相关的基础知识、腰椎病的中医预防保健和腰椎病的中医药治疗等方面，对腰椎病的防治、自我保健方法等做了较为系统、全面的介绍。

“整体治疗观”是崔述生教授通过大量临床经验积累，以中医药理论为依托，将中药内治法与外治法相结合，药物治疗与非药物治疗相结合，物理疗法与手法治疗相结合的产物。崔述生教授经过临床近50年的经验总结，发现绝大多数腰椎病患者均可通过综合性保守治疗、自我保健等方法减轻症状，改善生活质量。尤其是崔述生教授提出的康复运动、自我推拿、食疗等方法，以其易学、省时、疗效好而广泛应用于临床。

本书的出版得到“北京市东城区优秀人才培养资助项目”的支持。本书基于“道术结合”思路与多元融合方法的名老中医经验传承创新研究（项目编号：2018YFC1704100）东部地区名老中医学术观点、特色诊疗方法和重大疾病防治经验研究（课题编号：2018YFC1704102）的支持。

编者

2022年7月

目录

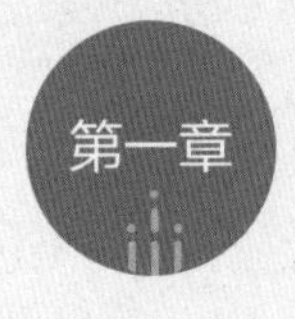

我们的腰椎

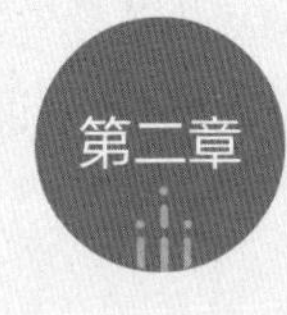

腰椎的“使用说明书”

第三章 腰椎“故障”大合集

第四章 腰椎的“保养手册”——康复运动

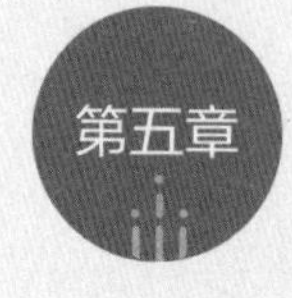

第五章 中医药理论指导腰椎全面养护

腰椎的“日常养护”

第一章

我们的腰椎

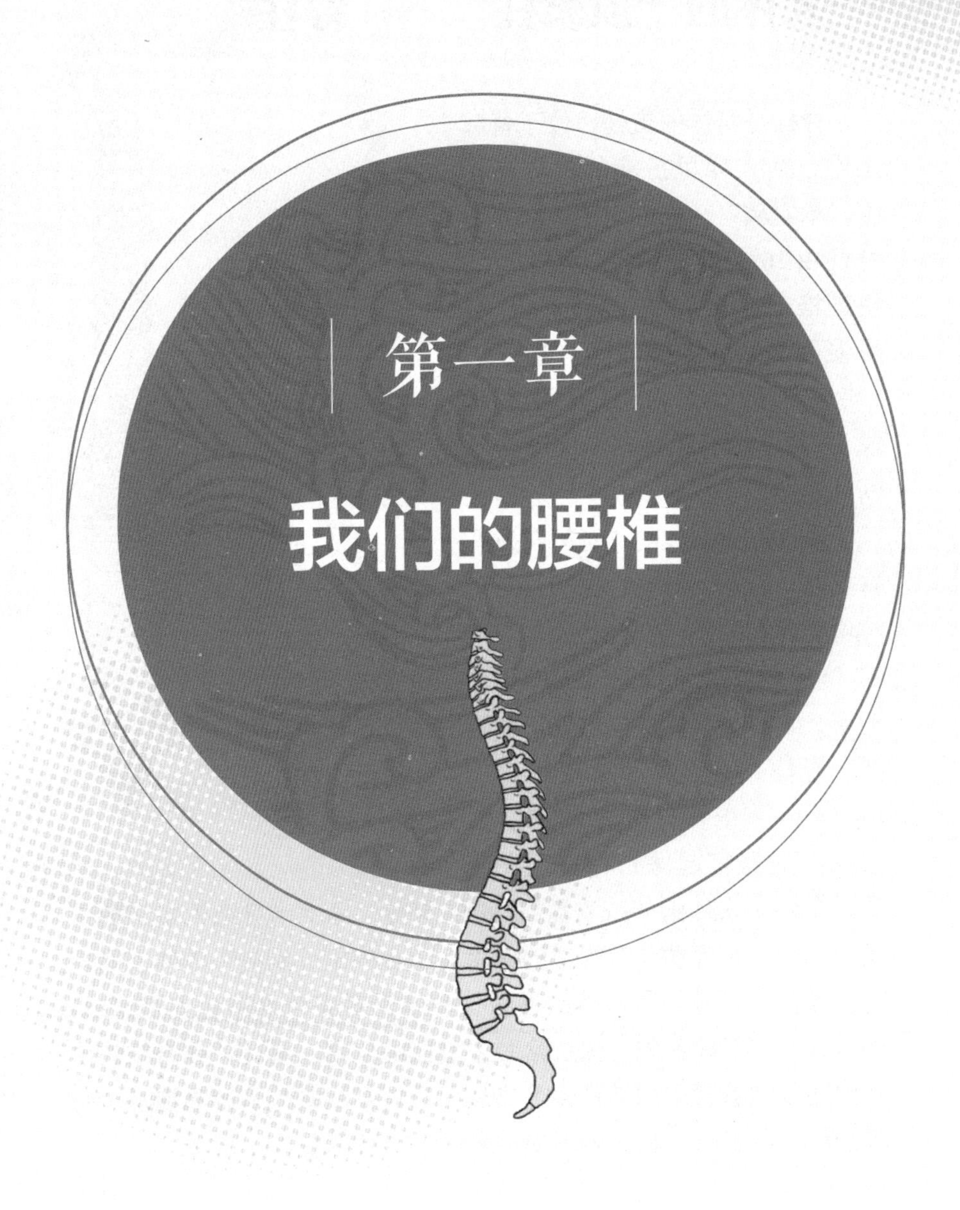

人体的“顶梁柱”——脊柱

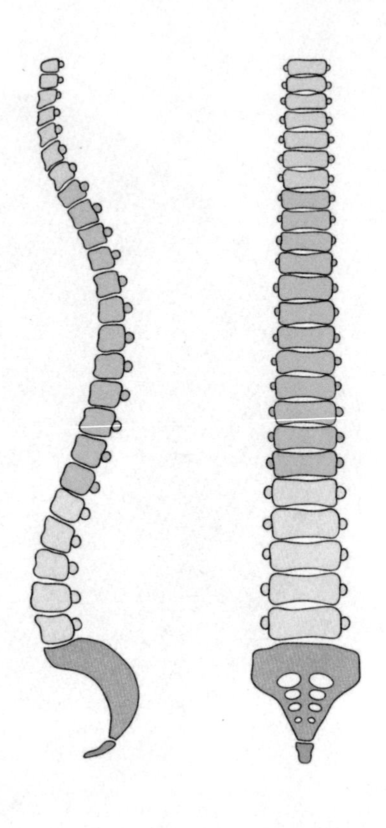

脊柱是身体的支柱，位于背部正中，在人体里扮演的是与高楼中“承重墙”一样的角色。成年后脊柱由26块椎骨构成，分别为7块颈椎、12块胸椎、5块腰椎、1块骶骨（由5块骶椎融合构成）、1块尾骨（由3～4块尾椎融合构成），各个椎骨借韧带、关节及椎间盘连接。

脊柱作为人体的“脊梁”发挥着支撑、负重、减震、保护及运动等功能。在颈部，脊柱是头与身体的“连接器”，颈椎保证头颅灵活运动，参与头部供血与供氧。在胸部，脊柱是心、肺等重要脏器的“壁垒”，胸椎参与构成胸廓结构，对在内的器官起保护作用。在腹部，脊柱是人体的“减震器”，腰椎承受人体上半身绝大多数的重量，对跑、跳等动作起缓冲的作用，防止内脏受到过大的冲击而损害。再往下，脊柱是身体的基石，骶尾骨对整个身体起支撑作用，还有着参与组成盆腔、保护盆腔中脏器的作用。另外，在脊柱的椎管内还容纳着脊髓和神经根等。故而脊柱及相关疾病容易涉及全身多处组织和脏器，临床表现多种多样，不容忽视。

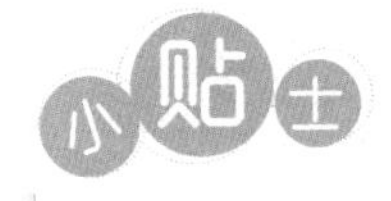

腰椎像颈椎一样也拥有曲度?

正常情况下，腰椎为前凸曲度，顶端在第3、4腰椎椎体前面。这种前凸为人类所特有，是在幼儿站立后才逐渐形成的。形成这种前凸的原因，是因为负重而造成椎体及椎间盘前面厚、后面薄（尤其是椎间盘），所以它是一种继发性的曲度。腰椎曲度在性别上存在一定的差异，女性的腰椎曲度一般较男性的为大。腰椎正常生理曲度的存在，是脊柱自身稳定和平衡的关键。腰椎生理曲度发生变化时，可引起相应部位的慢性劳损性疼痛。

脊柱的“基石”——腰椎

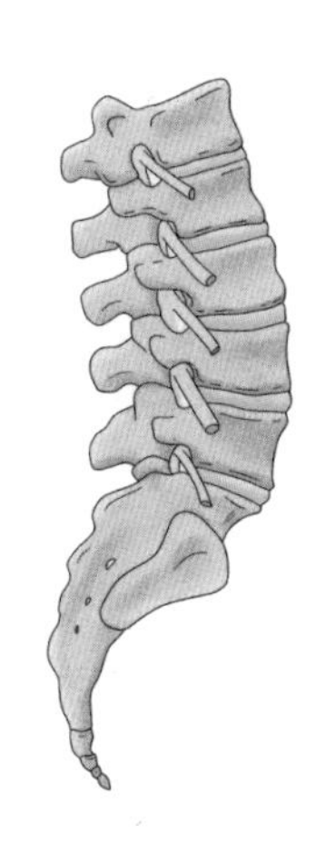

腰椎椎骨主要由前方圆柱状的椎体及后方板状的椎弓构成，腰椎的椎体较颈椎和胸椎的椎体大而厚，确保可以支撑上半身的重量。腰椎椎体主要由骨松质构成，外层的骨密质较薄，腰椎作为整个脊椎偏下方的结构会受到更大的“压力”，这一结构特点保证了其更加优秀的“抗压能力”。

椎弓位于椎体后方，包括椎弓根、椎弓板、上关节突、下关节突、棘突和两侧横突。椎弓根上下方有切迹，上一椎体的椎弓根下切迹与下一椎体的椎弓根上切迹共同构成椎间孔，是脊神经穿过的通道。双侧椎弓板向后中线处汇合形成棘突，即为触摸后腰部时，可触及的、自上而下排列的一个个“突起”。棘突、横突及上、下关节突都是肌肉、韧带的附着部位，并由此连接上下腰椎。

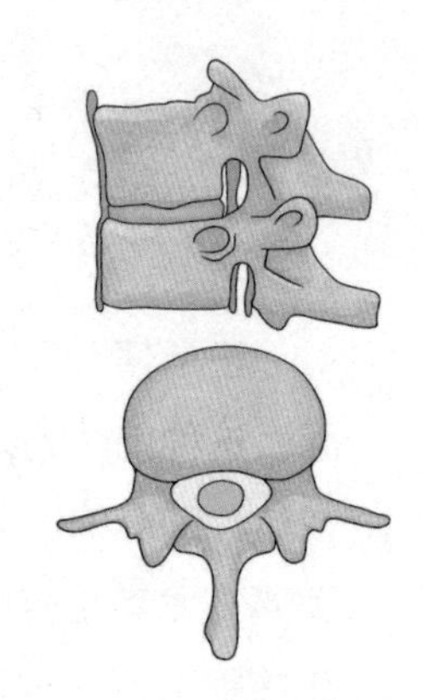

椎体和椎弓之间围成椎孔。脊椎骨自上而下排列连接起来后，各个椎孔也相互连成一长的“管道”，称为椎管。在椎管内容纳有脊髓和神经根，以及覆盖在脊髓和神经根表面的包膜。人体生长发育时，脊髓发育比脊柱要慢，成年后在第1腰椎下缘以下的椎管内就没有脊髓了，在这下方的椎管内容纳的是从脊髓腰骶膨大处发出的神经纤维（称为“马尾神经”）以及由马尾神经形成的神经根。

椎管从横断面看是以椎体后缘作底边的三角形。在腰椎，椎管的中央部分称为中央管，有马尾神经通过；三角形的下边两个角称为侧隐窝，有神经根通过。如果本身的神经根管天生发育较窄，在此基础上，如果遇到腰椎间盘突出、关节突增生肥大等退变因素，则很容易导致神经根管狭窄，神经根因此受到刺激或压迫，并出现相应的临床症状。

腰椎常见的畸形有哪些？

腰椎在胚胎生长、发育过程中较易形成一些先天性的解剖异常，如先天有6个腰椎，第5腰椎与第1骶椎融合形成腰椎骶化，第12胸椎或第1骶椎可发生移行关系形成腰化，第5腰椎棘突未融合而形成隐性脊柱裂，第3腰椎横突过长，与髂骨形成假关节的第5腰椎横突异常等。所有这些先天性的畸形，都有可能成为腰部疾患的病理基础，在一些诱发条件下，则可能由此出现腰部疼痛、下肢疼痛、麻木等症状。

腰椎的“减震器”——腰椎间盘

一、腰椎间盘的结构

腰椎间盘与颈椎、胸椎的椎间盘一样，位于两个椎体之间，是一个具有“流体力学”性能的结构，相当于两个椎骨间的“软垫”。腰椎间盘由髓核、纤维环和终板三部分组成，其中髓核为椎间盘的中央部分；纤维环为周围部分，包绕髓核；终板与椎体骨组织相连。

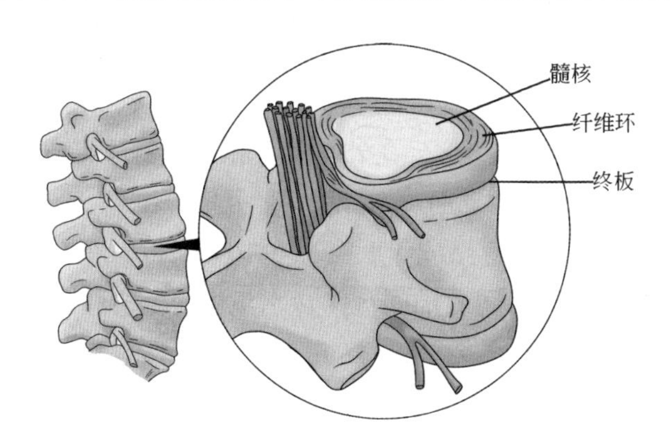

1. 髓核

髓核为一类似于“果冻”的胶状物质。因为它被包绕在纤维环之中，具有“胶状物质”的特点，所以在压力作用下，可将由椎体传来的压力放射状地平均弥散开。髓核的作用主要有承担上下椎体之间的压力，保持二者之间的一定距离；在承受突然外力的情况下，起吸收震荡的作用；在腰椎运动时，起类似“轴承”的作用。

2. 纤维环

纤维环具有弹性，纤维斜行紧密分层排列，包围髓核，牢固地附着在椎体两端，构成椎间盘的外围部分。纤维环类似于盘旋的“弹簧”，主要作用是使上下椎体互相连接，保持腰椎的稳定性，同时保存髓核的液体成分，维持髓核的位置和形状，保证其正常的功能。

3. 终板

终板为一透明无血管的软骨组织。终板的主要作用是支撑重量和减少摩擦，以免在承受压力时发生压迫性椎骨萎缩；除了固定和分隔作用外，终板内有许多微小孔隙，是髓核的物质交换通道；在幼儿时，终板为椎体骨质的生长区域。

胎儿椎间盘的血液供应来自椎间盘和邻近的椎体的血管。邻近椎体的血管通过软骨终板到达椎间盘，但不到达髓核。这些血管在出生后第8个月就开始发生退化，在25岁时，椎间盘就没有血管了。椎间盘的水分也随年龄的增加而逐渐减少。胎儿时纤维环、髓核的水分分别为80%和90%，发育至成年时各减少10%，30岁左右则分别降至60%和75%～78%。同时椎间盘的含水量也可随脊柱所受到的压力而变化。椎间盘受到压力时，其内的水分可以缓慢向外溢出，使其含水量下降；压力解除后水分又可缓慢进入，其含水量又可恢复。

二、腰椎间盘的作用

腰椎间盘与颈段、胸段椎间盘的作用基本相似，椎间盘的主要功能是提供脊柱纵轴的稳定性并保持脊柱在一定范围内的活动（即前屈、后伸、侧屈和旋转）。椎间盘的作用主要有：

（1）连接上下椎体，并使椎体间有一定的活动度，完成身体前屈、后伸、侧屈和旋转等功能。

（2）保持脊柱的高度。在早上，由于卧床休息，椎间盘的压力较小，水分回吸，椎间盘的高度略有增加；傍晚，由于站立劳作了一天，长时间受到体重的压力，椎间盘水分外渗，高度可稍有下降。脊柱的长度，椎体占四分之三，椎间盘占四分之一，共有二十多个椎间盘。如果每个椎间盘的高度有1mm的变化，那么早晚身高相差可以达到2cm左右。所以，清晨起床时人们会发现他们的身高一夜会“长”几厘米。

（3）维持脊柱的生理曲线。由于腰椎间盘前方厚、后方薄，腰椎出现生理前凸曲线。

（4）维持椎间孔及侧方小关节的大小和距离。由于椎间盘的高度，腰椎椎间孔在正常情况下为脊神经根粗细的3～10倍，二者保持一定的距离。一旦出现椎间盘突出导致椎间孔变窄，可造成椎间孔内神经根的受压或受刺激而产生腰酸腰痛、下肢疼痛麻木等症状。

（5）使椎体表面承受相同的压力。髓核被纤维环所包裹，使椎间盘像一个体积不变的水囊，将所受到的压力均匀地传递到纤维环，然后再均匀地传递到相邻椎体。当人体在直立的时候，腰椎间盘内部所承受的压力相当于负重60～70kg，当人体前屈和伸直身体时可增加30～50kg的负重。正常情况下腰椎间盘髓核能承受

300kg的负重，所以当人体负重不超过300kg时，腰椎间盘基本能耐受，但如果超过这个限度，腰椎间盘就受不了了，就会出现一些问题。

（6）缓冲作用。椎间盘是弹性结构，特别是髓核具有形变作用，在人体跳跃、高处跌落或肩、背、腰部突然负荷重物时，可产生吸收震荡及逐渐减压的作用，以达到缓冲的目的。椎间盘可以吸收其上方和下方传来的外力和震荡。在人的脊柱活动时髓核在纤维环内发生变形及轻微移动，随外力和震荡改变形状和位置，并将外力和震荡均匀传递给纤维环和软骨终板，使椎体表面产生均匀的压强。当椎体发生一定的倾斜时，髓核分解压力，这就对脊髓和整个人体起到了保护作用。

腰椎的“肉与筋”——肌肉和韧带

腰椎有较强的连接和支持作用，腰椎的连接和支持除了椎间盘之外，周围的韧带、肌肉及髋部、胸腹部的肌肉也发挥着重要作用。

韧带包括前纵韧带、后纵韧带、黄韧带、棘间韧带及棘上韧带。脊柱韧带众多，长短不一，具有强大韧力，好似脊柱上的“钢筋”，刚柔相济，保持脊柱的稳定性与灵活性的统一。美中不足的是，这些韧带在腰骶交界处比较薄弱，容易受到损伤而引起腰腿痛。

腰部的肌肉也是维持脊柱稳定性的重要结构，由于腰部活动度在整个脊柱中很大，因而腰部的肌肉也十分发达、重要。特别是竖脊肌，又称“骶棘肌”，长大而有力，为伸腰和转腰提供动力。在腰部，后方的肌肉统称腰肌，在前方与之相对抗的肌肉则是腹部的肌肉，前后的肌肉协同作用，维持腰椎的稳定性。

在我们站立、坐位或行走时，为维持脊柱的稳定性，脊柱的肌肉必须有一部分经常处于较紧张的状态，而另一部分则处于相对较松弛的状态，并且处于动态的变化之中。

维持腰椎稳定性的肌肉相当多，直接作用于腰椎并维持腰椎稳定的肌肉有背阔肌、下后锯肌、竖脊肌、腰方肌、腰大肌等。间接作用于腰椎的肌肉有腹前外侧壁肌、臀大肌、股二头肌、半腱肌、半膜肌等。这些肌肉以腰椎为轴心，前后、左右相互平衡和协调，协助韧带使腰椎相对稳定，维持腰椎于某一特定状态，提供动力，使腰椎产生各个方向的运动，并在一定程度上承受作用于躯干的外力。外伤、劳损或受风等，可使上述肌肉及其筋膜发生病变而产生腰部疼痛等症状。

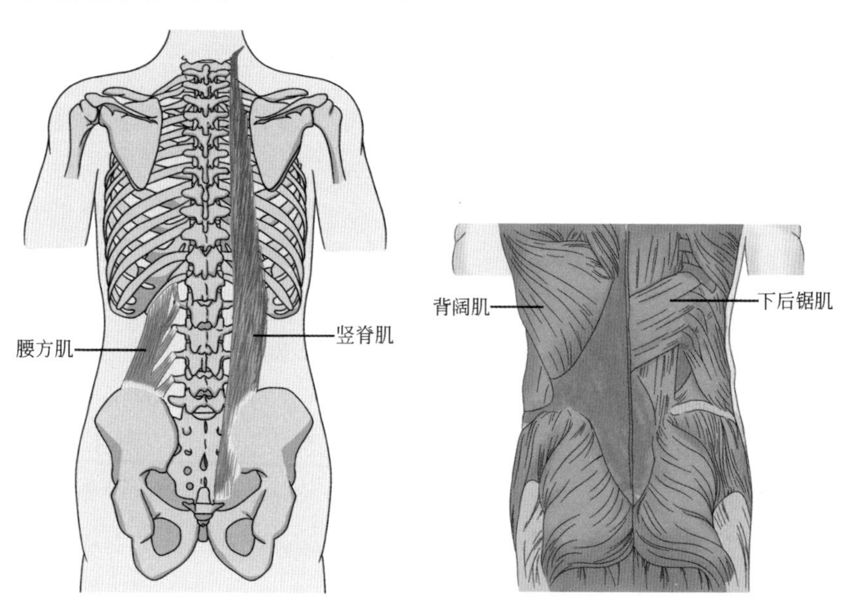

“传令官”——腰部神经

脊髓位于椎管内，上与延髓相接，下与马尾相连，自上而下共分出31对脊神经：颈神经8对，胸神经12对，腰神经5对，骶神经5对，尾神经1对。神经的分布和腰腿痛的部位有着直接的关系。脊柱哪个部位的椎骨或肌肉受到损伤，压迫了神经根，该神经根即将信息通过脊髓传递到大脑，大脑即指令释放一种致痛物质，引起腰腿痛等症状。

脊柱既是身体的支柱，也是保护脊髓神经的最重要结构。在颈椎和胸椎，脊髓就在脊椎骨构成的椎管正中央，椎管能够有效地保护娇嫩的脊髓神经组织，使四肢能够在脊髓神经的支配下自由活动，就像大脑有坚硬的颅骨保护一样。没有坚强的脊梁，不仅人无法挺起胸膛，脊髓组织也无法得到有效保护而可能导致肢体瘫痪。

由于脊髓比脊柱短，因此脊髓到了第10胸椎以下就逐渐变成了脊髓圆锥，到了第1腰椎附近就终止了。再往下，腰椎的椎管里面就没有脊髓了，取而代之的是从脊髓圆锥发出的马尾神经。这些神经像马尾一样纤细，并且在椎管内飘散，因而得名。

神经根，顾名思义，就是神经的根部。四肢躯干各处的神经，都是从脊髓出出进进。脊椎骨分成一节一节的，神经为了出入方便，也按脊椎骨的节段分组，每组在从脊髓发出后又组织在一起，形成神经根，左右各一。在腰椎，脊神经根都是从其相应节段的脊椎骨下方的椎间孔发出的，如腰4神经根是从第4腰椎下方的椎间孔发出的。

从脊髓圆锥发出的神经，先形成马尾神经，在腰椎管内走行较长一段距离后，在椎间孔之前才与包裹它的硬脊膜一起形成神经根，最后从椎间孔发出。在此行程中，腰神经根可以受到椎间盘突出、关节突关节增生形成的骨刺、黄韧带肥厚等因素的刺激和压迫，从而导致相应神经功能障碍。

一般来说，某一神经支配相应的肌肉或皮肤区域，因此，当某一神经根受到严重刺激或损伤时，可以出现相应区域疼痛或者麻木，同时可以出现相应支配肌肉无力或瘫痪，神经长期严重受损可以出现肌肉萎缩。

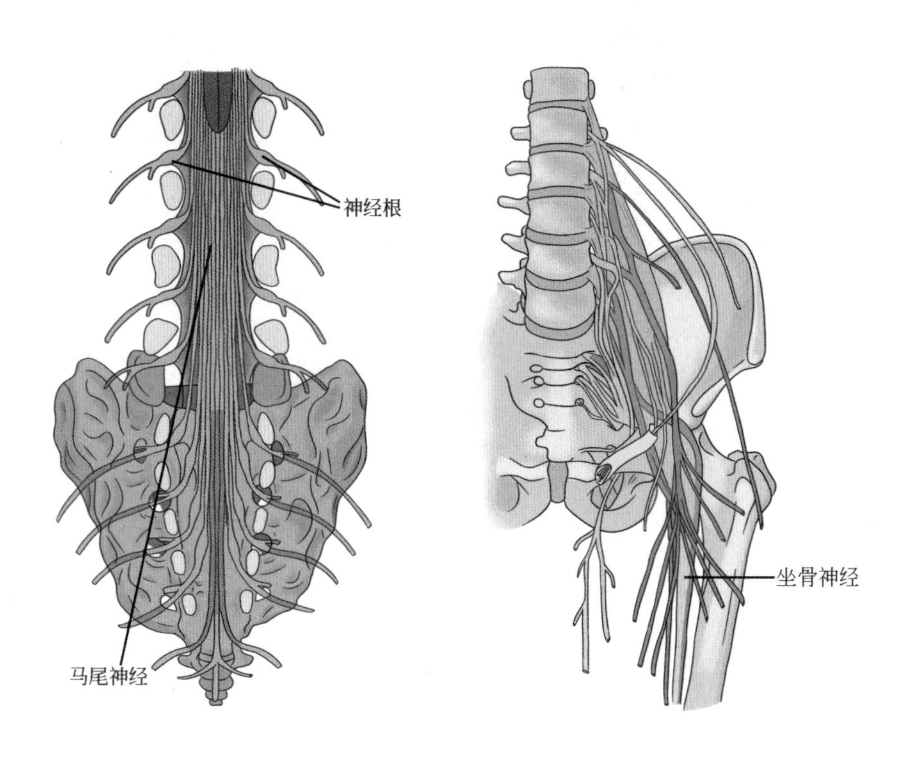

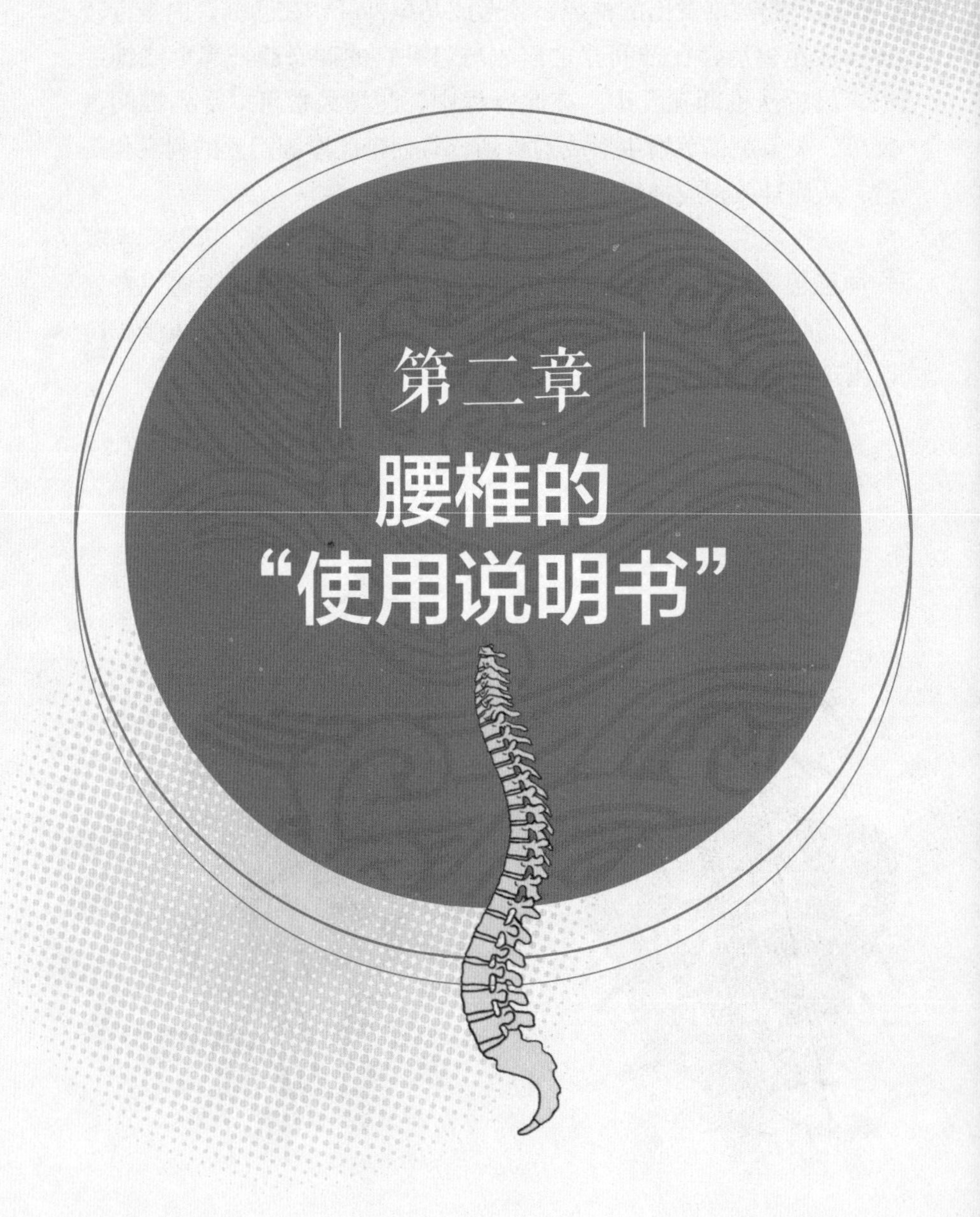

第二章

腰椎的“使用说明书”

腰椎的功能

脊柱是人体的中轴骨，其重要性不言而喻。在颈、胸、腰、骶四段脊柱中，颈椎活动度最大；胸椎的主要功能是与肋骨、胸骨形成胸廓保护胸腔内脏器，活动度很小；骶椎相互融合且通过耳状关节面固定于骨盆，基本上无活动度；只有腰椎位于脊柱下段，处于活动度很小的胸椎和固定于骨盆的骶椎之间，是躯干活动的枢纽，又是椎体承递重力最大的部分。虽经千万年的进化，单个腰椎椎体比其他椎体要粗大强壮一些，但它仍有“不堪重负”之感。如果日常工作、生活中不注意锻炼、保护，就极易发生腰椎及其附属的韧带、肌肉及通过其间的脊髓、神经的损伤，而发生腰腿痛。

腰椎的主要功能如下：

一、负重

腰椎是人体中部联结胸廓和骨盆的骨性结构，上身的重量都经过腰椎的传递后经骨盆传到下肢，因此腰椎是各段脊柱中负重最大的部位。由灵长类动物进化成如今的人类，由爬行、直立，再到如今的伏案工作，腰椎的负重都在逐渐地加大，因此，也可以说腰椎病是人类进化的“不良反应”。

二、缓冲震荡

腰椎的生理曲度向前，其类似于一个弹簧，当人走路、跑步、弹跳时，能有效地缓冲从下肢传导而来的震荡，从而保护大脑和椎管内的脊髓免受损伤。腰椎周围的肌肉、韧带等软组织也对缓冲震荡起到很大作用。

三、维持平衡

脊柱上接颅骨，上肢通过胸廓和肩胛骨与胸壁相连，下肢通过骨盆与骶椎相连。而人体的重心就位于腰椎水平，在四肢的协同运动中，腰椎的正常活动与否，在一定程度上决定着人体能否保持良好的平衡。例如腰椎病患者常可出现高低肩、长短腿、代偿性骨盆偏歪等表现，同时在临床上常常见到腰椎和颈椎、髋关节、膝关节、踝关节相互影响的病例，在通过腰部治疗后，其代偿出现的其他部位的疼痛症状也可明显减轻。

四、保护功能

腰椎位于身体后侧，与腹肌、腹壁共同处于腹腔外围，内部包含肝、胆、胰、脾、胃等重要脏器。腰椎不仅能保护腰段脊髓和神经，而且还与腹部肌肉和骨盆协同保护腹腔和盆腔内脏器。

不同体位的腰椎负重

体位的改变往往会导致腰椎负重的改变，从而使腰椎的活动程度发生改变。脊柱的负重通常被认为是该节段以上的体重、肌肉张力和外在负重的总和。由于腰椎处于脊柱的下端，承受的躯体重量较大，而且它又处于脊柱活动段与固定段的交界处，因此一旦腰椎处于某种负重过大的体位，就特别容易遭受损伤。

站立时，躯干、双上肢和头部的重量可经过腰椎（尤其是椎间盘）向下传导；坐位时，重力对腰椎的影响会略微减少一些。即使是在完全卧床，全身肌肉放松睡眠时，椎旁的肌肉仍然对腰椎间盘产生挤压作用；而在人进行背、抬、搬、推重物等活动时，腰椎所承受的外界力量大，尤其是腰椎下部承受力更大。因此，腰椎比其他关节较易发生早期退行性改变，特别是椎间盘、髓核的退变。

腰椎由于有前屈、后伸、侧屈及旋转等各种形式的运动，所以它所承受的负重可以因运动方向的不同、活动姿势的不同、负重的不同，受到不同程度的张力、压力和剪力。一般是在纤维环的凸侧承受最大的张力，在凹侧承受最大的压力，在腰椎旋转时，则产生剪力。在伸直膝关节，向前弯腰，并伴负重时，椎间盘的负重最大；在仰卧位时，椎间盘的负重最小。

腰椎的体位分为静态体位和动态体位两种。静态体位是指站立位、坐位或卧位，动态体位则是指身体处在活动过程中，如屈伸活动及提物等动作的体位。站立位时，腰椎依靠椎间盘和关节传导整个身体的重量，依靠紧张的韧带维持姿势，借助少量的肌肉活动调整姿势，因此站立位时腰椎负重不算太大。当然，只有站立姿势正确，身体重力才能经椎间盘均匀传到椎体各部，而站立姿势欠佳时，如腰椎前凸程度增加，则重力线后移到关节突关节，同样也会引起关节退变。

坐位时，由于骨盆后倾，腰椎前凸消失，身体重力中心移至脊柱前方，力臂加长，后部韧带紧张，负重增大，椎间盘所受压力增大，所以坐位时腰椎的负重比站立时要大。仰卧位时，由于减少了上身的重量，因而腰椎负重最小，尤其是屈髋仰卧位时，腰部肌肉放松，椎间盘的压力更小。俯卧位时，腰椎前凸增加，牵拉肌肉，会增加腰椎负重。

腰椎屈伸活动对椎间盘及关节突关节等的应力结构有一定影响，特别是腰椎后伸活动，可使上、下关节突之间的应力增大，关节突关节的损伤、退变及因此而产生的关节突增生、肥大，均可能使神经根产生卡压，在此基础上若合并椎间盘突出，将会使腰腿疼痛等症状进一步加剧。后伸活动还会使椎弓的受力增大，过度的腰椎后伸会导致椎弓峡部裂。腰椎的屈伸活动对椎管的容量也有一定影响，特别是腰椎管狭窄症患者在屈伸活动中常向前屈曲，因为在腰椎后伸时疼痛等症状加重，而屈曲时疼痛等症状减轻或无症状。

提物或搬物时，外加负重的作用对腰椎的生物力学影响较大，在这一过程中，除重物的重量外，物体的大小、搬物方式、腰椎弯曲程度等也影响腰椎的负重。贴身搬物时，物体重心距脊柱活动中心距离短，所以腰椎负重较小；弯腰搬物时，躯干前倾，物体重心距脊柱支点远（力臂长）而腰椎负重最大；直腰屈髋屈膝搬物时，因物体离脊柱近，且起立活动主要由力量较强的髋、膝关节完成而腰椎负重小。

有研究表明，如果认为站立位第3腰椎椎间盘内压力为100%，那么仰卧位、侧卧位、直坐位则分别为25%、75%、140%，弯腰位为150%。这些数据提示，在日常生活和工作中应尽量采取一些腰椎负重小的体位，以预防损伤。在治疗腰腿痛时，采用腰椎负重小的体位，可促进康复，避免复发。

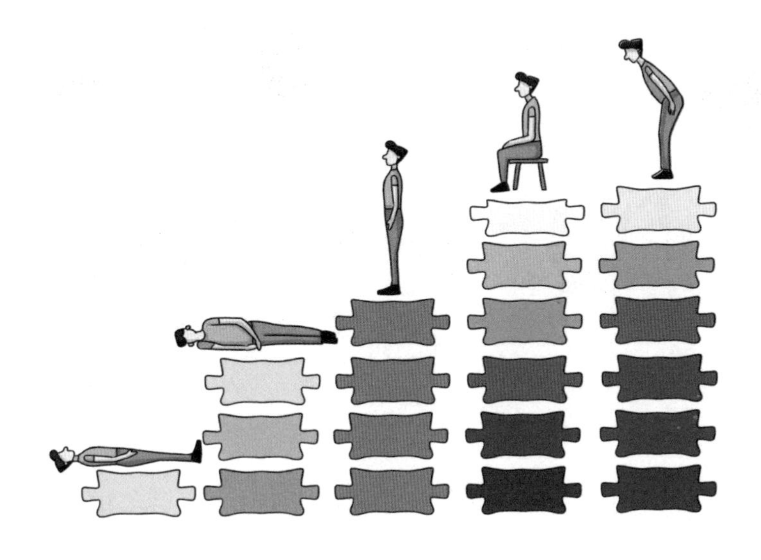

腰椎的活动范围

腰椎可以进行的活动主要有前后方向的前屈、后伸，左右方向的侧屈，水平方向的旋转，以及三者之间同时作用综合形成的环转运动。在上述运动中以前屈运动最为频繁。

腰椎前屈的运动就是人们常说的弯腰，一般认为，弯腰的活动范围较大，很多人甚至可以在伸膝的姿势下弯腰，并可以用手指触到脚面，似乎腰椎前屈可达到较大的角度，其实弯腰的大部分动作在髋关节，而不是腰椎单独运动。腰椎在后方黄韧带、后纵韧带、棘间韧带、棘上韧带等的限制下，一般只能前屈90°左右。腰椎的前屈是上一椎体下缘在下一椎体上缘表面向前滑动的结果。腰椎的后伸运动则与前屈相反，为上一椎体下缘在下一椎体上缘表面向后

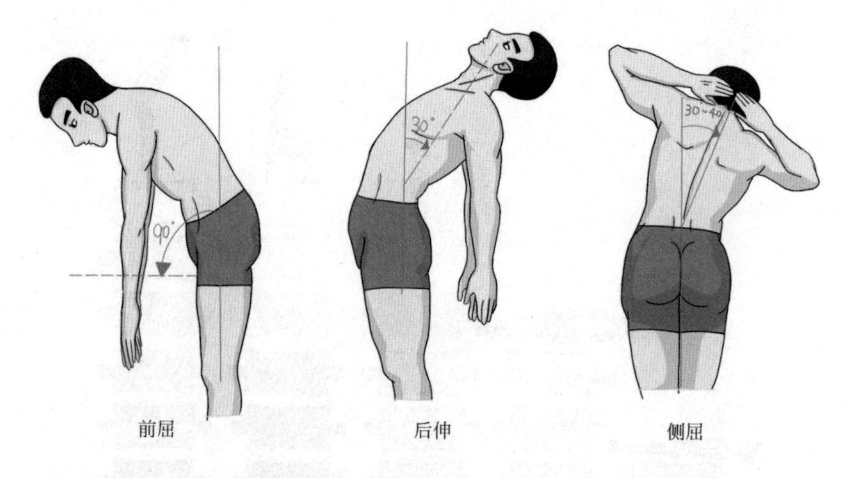

方滑动，此时主要是因为前纵韧带及后方突出的骨性结构成为限制因素，因此后伸范围略小，为30°左右。

左右侧屈的活动范围为30°～40°。侧屈时椎间隙左右不等宽，韧带的牵拉是主要的限制因素。单纯侧屈的动作在日常生活中少见，多见于体育或舞蹈动作中。

左右旋转的正常范围为45° 左右，日常生活中单纯旋转的动作不少，但多与前屈或侧屈相伴。既前屈又旋转的动作对椎间盘的影响最大，如拖地板的动作，在生活中应该注意。

腰椎的活动范围与年龄呈负相关，即随着年龄的增长腰椎在各个方向上的活动范围逐渐减小。一般儿童时期腰椎的活动范围要大一些，尤其是后伸运动，在一些从小进行体操、武术或杂技训练的人中，这种较大范围的后伸运动甚至可以保持至成年。因此，从另一方面讲，腰椎的活动范围还与平常的锻炼密切相关。

在正常情况下，腰椎即使活动到最大范围也不会有疼痛的感觉。在腰椎出现病变时，可出现活动受限及腰腿疼痛，如腰椎间盘突出症发病时，主要是前屈受限，腰椎管狭窄时，则主要是后伸受限。

第三章

腰椎“故障”大合集

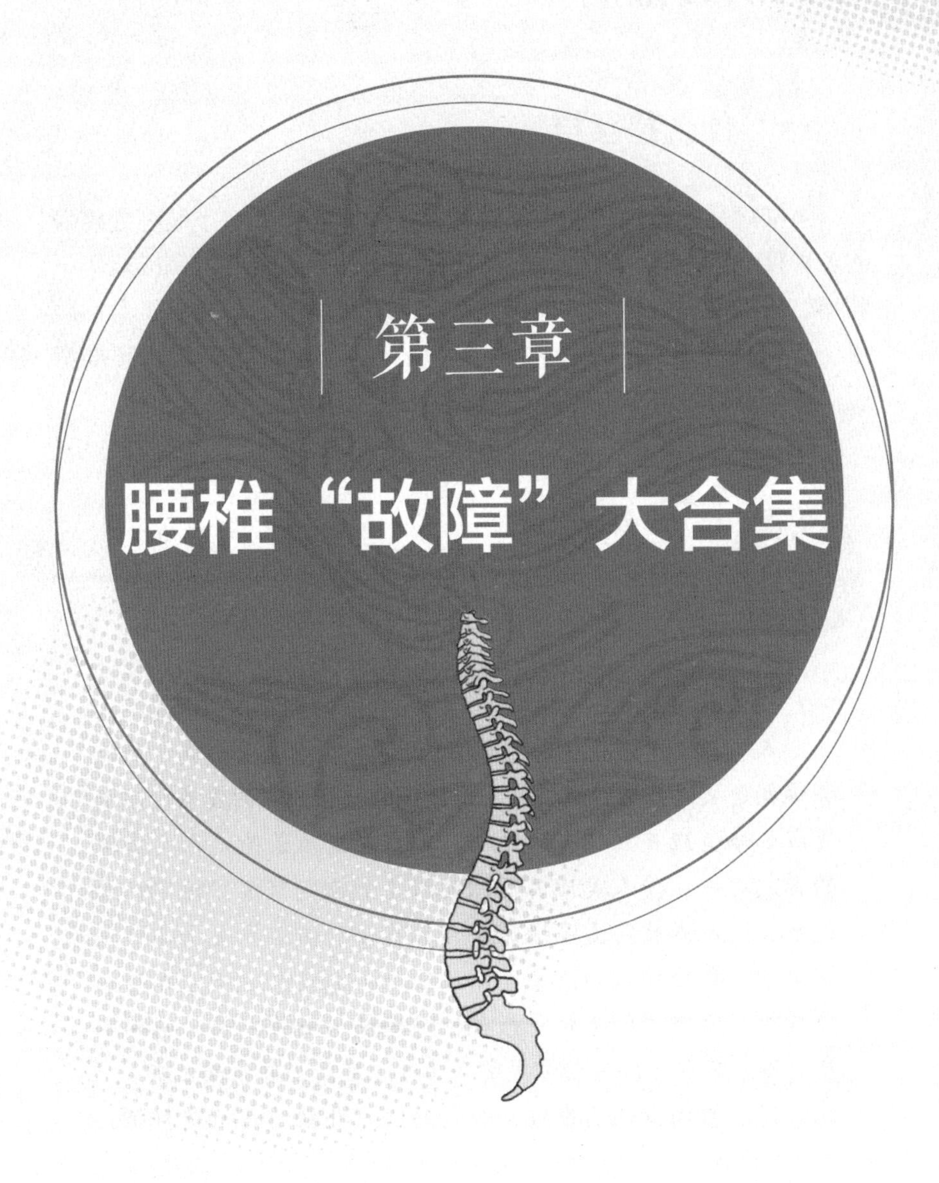

认识腰椎病

一、什么是腰椎病

腰椎病是腰源性的能引起腰背部、腰骶、臀部、下肢等处疼痛的多种疾病的总称。有的仅有腰背部酸痛，有的合并一侧或双侧下肢痛。腰椎病多为骨骼、神经、肌肉的病变所引起，涵盖了急性腰扭伤、慢性腰肌劳损、腰椎间盘突出症、腰椎管狭窄症、腰椎滑脱、腰椎退行性改变、老年性骨质疏松症等疾病。

直立行走让我们付出了代价

人类原来是四肢行走的动物，后来才学会直立行走。所以脊椎也是从适合爬行的结构，慢慢通过一代代人的发展，逐渐变成如今适应直立行走的结构。直立行走被认为是人类出现的标志之一，使人类比其他四肢行走的动物节省了近75%的能量，是人类获得更高级的进化的基础。但这一进化并非完美无缺。脊椎结构的改良速度往往跟不上我们生活方式的快速改变。城市里的年轻一代往往过度使用脊椎，长时间的不良坐姿或不科学的运动方式都会导致过度使用脊椎而致病。

通过椎间盘测压发现，如果站立时脊柱的负荷是100%，在坐位时，负荷就会增加到140%，站立弯腰提重物时可达到210%，而坐位弯腰提重物则可以达到270%。这说明弯腰活动或负重是导致腰段脊柱退变或损伤的主要不良姿势，故相关职业劳动者（如汽车驾驶员、铸造工等）易于发生腰椎间盘突出症。

直立挺直的姿势对腰椎关节是最好的，弯腰时对腰部组织的负担均有不同程度的加重，长时间弯腰可致腰肌劳损，继而发展为脊柱的劳损退变。若弯腰角度小于20°，则腰部负担较小。因此在日常生活中应尽量保持背部挺直，避免长时间弯腰工作，以减轻腰部的负担。在日常工作中，尤其是伏案工作者，应注意坐姿，保持腰部挺直，避免弯腰姿势。

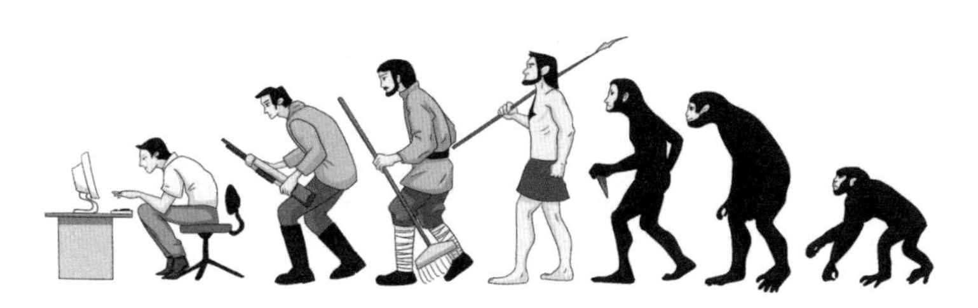

二、腰椎病的致病因素

1. 先天性因素

脊柱先天性畸形绝大多数是胎儿时期脊柱发育异常造成的，大多数发生在腰椎和骶椎。这些畸形削弱了脊柱的稳定性，使腰背肌的运动不平衡、不协调，因而可能使患者更容易产生疲劳或受伤。先天性畸形并非引起疼痛的直接原因。很多有先天性畸形的健康人平常没有任何症状，只是在受到外伤或因其他疾病做X线检查时才被发现。常见的腰椎相关的畸形有隐性脊柱裂、腰椎骶化、骶椎腰化、先天性腰椎管狭窄、腰椎峡部裂、先天性脊柱侧弯等。

2. 外伤性因素

外伤性腰椎病包括急性外伤和慢性劳损两种。因各种直接暴力、间接暴力或肌肉韧带的牵拉所致的脊椎骨折、脱位和小关节肌肉损伤，为急性外伤。因不良生活习惯、工作习惯，日积月累形成的颈肩腰腿肌劳损，为慢性劳损。任何超限的外力、负载、频率及活动范围，均可加重颈肩腰部肌肉、韧带和骨关节的应力，机体为了代偿，肌肉不得不持续处于紧张或痉挛状态，久而久之，肌肉、筋膜、韧带甚至脊椎关节必然发生急性或慢性病变。

3. 炎症性因素

引起腰椎病变的炎症性因素包括两方面：一是由特异性感染源引发的颈肩腰腿部骨、关节及软组织感染性炎症（如伤寒、梅毒、结核等），以及各种化脓性细菌对机体侵犯形成的感染性炎症（如骨髓炎等）。二是各类外伤性因素引起的软组织无菌性炎症，病变部位充血、水肿、渗出和纤维组织粘连，从而导致疼痛。如崴脚后踝关节的红肿热痛，长期不良姿势（如驼背、跷二郎腿等）亦会产生类似的慢性无菌性炎症。又如腰椎间盘突出后，髓核进入椎管内，因为机体会对外来物产生排异反应，产生无菌性炎症，故而会加剧突出的椎间盘对神经根的刺激。

4. 退行性因素

人体发育成熟后物质的新陈代谢逐渐发生变化，引起组织器官性能和结构的一系列衰老性变化，称“退行性改变”。随着年龄的增加，身体的“零件”也会出现老化，例如含水量降低、肌肉萎缩、骨量流失，并出现各种代谢废物的堆积，例如骨质增生、纤维化、脂肪组织增生等。脊柱的退变涉及骨骼、软骨和软组织。先见于椎间盘的脱水、变性及容积减少所引起的脊柱不稳，接着继发髓核的突出与脱出，韧带骨膜撕裂，韧带与椎间盘间隙血肿形成，继而椎体边缘骨刺形成，以及肌腱、韧带、关节囊等纤维组织变性、断裂，纤维组织增生等。退变是人都会经历的过程，超过40岁的健康成年人在体检拍摄X线片时，都或多或少地会发现退行性改变，它是人类使用自己的身体所留下的痕迹。退变本身是无需治疗的，只有当这些改变直接压迫神经、血管，产生无菌性炎症时才需要治疗，这时需要医生仔细分辨，哪些退变是引起此次疾病的直接原因。

5. 其他疾病

除上述原因外，姿势不良、妊娠、扁平足、下肢不等长或臀部肌力不足等功能性缺陷，易引起腰椎病；过度肥胖、血液疾病、内分泌疾病、精神因素、泌尿生殖系统疾病、肿瘤等，也可引发腰椎病。

腰痛

一、急性腰痛

急性腰痛是指以腰部或腰脊部位突然发作疼痛为主要表现的一种病症。疼痛部位或在脊中，或在一侧，或两侧俱痛，有时伴有下肢放射痛。

1. 致病原因

引起急性腰痛的原因有很多，一类是严重外伤，例如，在日常生活中，当遇到较重物体需要搬动时，往往因用力不当而致腰部损伤。一类是在慢性劳损的病理基础上，又因感受风寒湿邪或外力扭挫伤等损伤腰部。

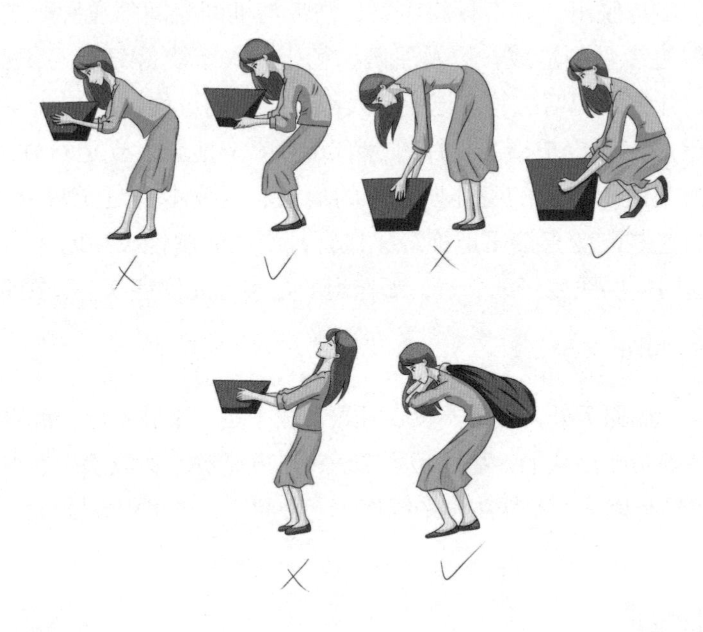

科学的搬运姿势

将身体向前靠拢、屈髋屈膝，用双手拿取物品，然后双腿发力，膝关节及髋关节逐渐伸直，缓慢站起。

2. 临床特点

①疼痛剧烈、急骤，疼痛伴随外力损伤突然发生，自觉腰部疼痛难忍，并随腰部活动而加剧，平卧后可减轻，压痛点较固定、明确，可伴下肢放射痛。②被迫体位，严重者多卧床不起，站立时不能直腰，腰弯向一侧，走路跛行，在床上不能翻身，但可以找到一种减轻疼痛的姿势，如侧卧、屈髋、屈膝等。③活动受限，腰椎前屈、后仰、侧屈、左右旋转可引起疼痛。④肌肉痉挛，受伤肌肉应激性痉挛，触之呈粗条状。⑤有些患者直腿抬高试验阳性等。⑥X线、CT等可鉴别腰椎间盘突出症、骨折等。

3. 防治及预后

①制动、休息，尽量避免可致损伤的原因。②疼痛难以忍受时，可口服、外用消炎镇痛药。③在医生指导下进行局部理疗、推拿、针灸、牵引等，存在骨折、小关节紊乱时应及时复位。④在不产生疼痛和症状加剧的前提下适当锻炼。大多数急性腰痛若能得到及时正确的治疗，一般预后良好，可缓解并治愈，少数失治误治，迁延日久，预后不佳。

急性腰痛的常见病——急性腰扭伤

急性腰扭伤常见原因有搬抬重物、弯腰、转身、滑跌等，亦有疲劳状态或既往患腰肌劳损的患者因咳嗽、打喷嚏、大笑、大喘气而发作。其表现为腰部肌肉韧带承受了超负荷的力或超生理活动范围限制，从而导致以疼痛、活动受限为主的临床症状，青壮年男性多见。有的立刻感到疼痛、活动受限，也有的次日晨起才表现出症状。

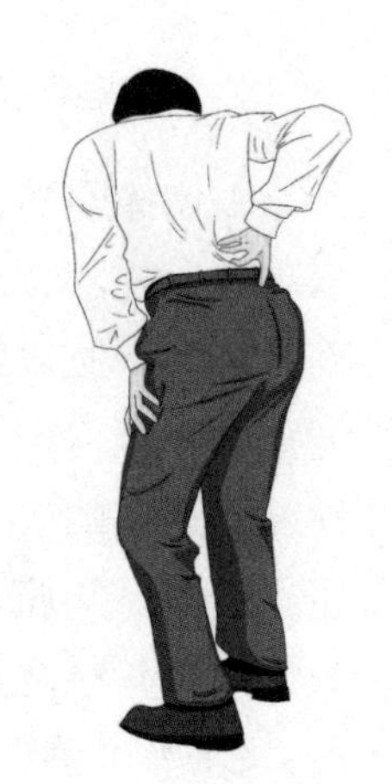

二、慢性腰痛

慢性腰痛又称腰肌劳损、功能性腰痛，是指由于先天性、后天性因素，腰肌长期处于过度牵伸状态而产生的反复发作、迁延不愈的腰骶部酸痛。现代人的工作方式大多以久坐为主，坐姿不正确、久坐、体育活动过少均为慢性腰痛的病因。慢性腰痛多见于青壮年，主要病变在腰背肌纤维、筋膜等软组织，其特点为病程缠绵，阴雨天气或劳动之后酸痛加重，适当休息可得到缓解。坚持体育锻炼，特别是腰背肌的锻炼，注意劳逸结合，加强对腰部的防护，避免冷风直吹腰部，不在潮湿的地方睡觉，积极治疗急性腰扭伤等，可预防或减少慢性腰肌劳损的发生。

1. 致病原因

引起慢性腰痛的主要原因为累积性慢性损伤，如运动员重复进行某一动作的训练，会造成相对应的肌肉、韧带负荷过大，造成慢性炎症；又如伏案工作者，长时间保持弯腰、低头的坐姿，导致对应的肌肉长时间保持在被牵拉的状态下，会造成局部血供受阻、缺血、缺氧，长期可造成“肌力失调、肌肉痉挛、肌肉挛缩”的三联病理反应。此外，腰部长期遭受风寒湿的侵袭、急性腰痛失治误治也是常见原因。骨质增生、骨质疏松、曲度改变等退行性改变，都是一个慢性的过程，相当于“病根”，一旦出现诱因，症状就会表现出来。

2. 临床特点

①病程时间长，一般在3个月以上，多有职业特点。②各个年龄段均可见，但以青壮年为多。③痛点固定，局部压痛明显，有一定的发作规律。④用镇痛药物可以缓解，易复发。⑤X线片多显示骨质增生，椎间隙、椎间孔变窄或曲度改变等。

3. 防治及预后

①以理疗、推拿、牵引等保守治疗为主。②配合用消炎止痛、活血化瘀类药物。③保守治疗2个月无效者可根据CT、MRI考虑行手术治疗。④规律进行腰背肌锻炼。大多数慢性腰痛可缓解并治愈，少数预后不佳。

曲度与姿势性腰痛

现代人的生活、工作方式多以久坐或久立为主，这也使姿势性腰痛的发生更为普遍。人体的脊柱为适应人类直立行走的生理需要，存在4个生理曲度，即颈椎、腰椎生理性前凸和胸椎、骶椎生理性后凸。久坐、低头学习、看手机、看电脑会导致颈椎及腰椎生理曲度变直，驼背、不良体态、颈椎习惯性前倾等，也会导致曲度改变。卧姿不当同样也会引起腰背痛。当腰椎前凸角度增加，腰椎周围肌肉会相对应地发生松弛与保护性痉挛，从而进一步加重腰背痛，形成恶性循环。

三、以妇科腰痛为代表的继发性腰痛

可引起腰痛的妇科疾病包括子宫体炎、附件炎、子宫后倾、盆腔肿瘤、子宫脱垂等。其原因是子宫及其附件的神经来自腹下与卵巢交感神经丛和副交感神经的盆腔内脏神经，这些神经起自第2至第4骶神经，当上述器官病变刺激这些神经时就会反射性地引起腰痛。

其特点是疼痛部位较局限，且表现为钝痛、胀痛、隐痛，很少伴有下肢放射性疼痛。疼痛与经期相关，且伴随妇科的其他症状，例如痛经、白带异常、下腹坠胀、经期紊乱等。这种类型的腰痛一般需前往妇科专科治疗，并根据体格检查、超声、影像学检查明确病情。

腰椎间盘突出症

一、什么是腰椎间盘突出症

腰椎间盘突出症是在腰椎间盘发生退行性变的基础上，因负重或脊椎活动，椎间盘受到急性或慢性损伤，导致纤维环破裂，髓核

突出，刺激和压迫神经根、血管等周围组织，从而引起以腰腿痛为主要症状的疾病。发病部位以腰4、腰5椎体之间最多，腰5、骶1椎体之间次之，腰3、腰4椎体之间少见。本病在临床中较为常见，其发病率约为门诊腰腿痛患者的15%，多为20～45岁青壮年男性体力劳动者。平时坚持体育锻炼，注意保护腰部，可预防或减少腰椎间盘突出症的发生。

二、发病原因和常见诱发因素

1.发病原因

（1）腰椎间盘的退行性改变　椎间盘缺乏血液供给，修复能力较弱，日常生活中椎间盘受到各方面的挤压、牵拉和扭转作用，易使椎间盘髓核、纤维环、软骨终板逐渐老化，导致纤维环易于破裂，而致椎间盘突出。

（2）长期震动　汽车和拖拉机驾驶员在驾驶过程中，长期处于坐位及颠簸状态时，腰椎间盘承受的压力过大，可导致椎间盘退变和突出。

（3）过度负荷　当腰部负荷过重，长期从事弯腰工作，如煤矿工人或建筑工人，需长期弯腰取重物，腰椎间盘负重过大时，导致椎间盘纤维环破裂。

（4）外伤　由于腰椎排列呈生理性前凸，椎间盘前厚后薄，当患者在腰部损伤、跌伤、闪腰等时，椎间盘髓核向后移动，而致椎间盘向后突出。

2.常见诱发因素

（1）腹压增高　剧烈咳嗽、打喷嚏、呕吐、便秘时用力排便、用力屏气、腹部各种疾病导致的腹部肌肉痉挛疼痛等各种情况下，腹内压增高明显，这时腰椎间隙的压力也是增高的，椎间盘承受的压力远远高于正常情况，就很有可能迫使弹性较差的髓核穿过同样变得不堪一击的纤维环，造成纤维环破裂、髓核突出或脱出压迫神经，诱发腰椎间盘突出症。

（2）腰姿不当、应对外力不当与积累伤力　平时，不少人在生活和工作中不注意保护腰部，需要用力时要么过度用力或用力不当，要么腰部所取姿势或体位不正确，比如意外腰扭伤、弯腰负重或闪腰、坐立姿势不当、长时间伏案工作、弯腰系鞋带等。如此长期、反复地应对外力不当，本身岌岌可危的椎间盘所承受的压力在瞬间升高，必然会造成腰椎及椎间盘不同程度的损害，加快了椎间盘的退变速度，诱发腰椎间盘突出症。

（3）突然负重　在未有充分准备时，突然使腰部负荷增加，易引起髓核突出。

（4）风、寒冷、潮湿等外环境。

三、易患人群的特点

总结起来讲，容易患上腰椎间盘突出症的人群有以下特点：

（1）从年龄上讲，腰椎间盘突出症好发于青壮年。椎间盘突出症好发于20～45岁的青壮年的原因：一是这个年龄段的人从事体力劳动的机会多，腰椎受伤的机会就多。二是超过这个年龄段的人髓核脱水变小，从而产生症状的机会也会变小。

（2）从性别上讲，腰椎间盘突出症多见于男性，男性的发病率明显高于女性，一般认为男性与女性发病率之比为4∶1～12∶1，这主要是因为男性从事的重体力劳动多，劳动强度大，腰部活动范围较大，腰椎劳损重、退变程度重等。

（3）从体型上讲，一般过于肥胖的或过于瘦弱的人都易患腰椎间盘突出症。身体肥胖的人尤其是腹部过于肥胖的人，除了身体脂肪组织较多，肌肉组织较少之外，腹部重量的增加也加重了腰椎的负荷，从而增加了腰椎间盘突出症的可能性。同时，肥胖者绝大多数缺乏运动，腰背部肌肉不发达，难以支撑庞大体重，使腰部损伤的概率提高。身体过于瘦弱的人由于肌肉组织较少，肌肉力量较弱，对腰椎的保护力、加固作用较弱，易发生腰肌劳损，也易发生腰椎间盘突出症。

（4）从职业上讲，从事较大劳动强度（重体力劳动、长期从事弯腰等动作）的人，如建筑工人、搬运工人、煤矿工人等容易患腰椎间盘突出症。另外，随着电脑的普及和人们工作方式的改变，久坐、伏案工作的人如办公室职员、电脑操作员、会计、教师、司机等，由于久坐及长期处于前倾位等不健康姿势，也容易发生腰椎间盘突出症。坐位时腰椎间盘受力较站立时大，特别是汽车驾驶员长期处于坐位和颠簸状态，椎间盘受力更大，更易诱发腰椎间盘突出。长期腰部负荷过大，可以加速腰椎间盘退变，特别是这些职业还容易造成腰椎间盘机械性损伤，影响椎间盘的强度，易使纤维环破裂，引起髓核的突出。

（5）从生活和工作环境上讲，经常处于寒冷或潮湿环境中的人群易患腰椎间盘突出症。这主要是因为寒冷潮湿的工作、生活环境易导致腰部肌肉的炎症、水肿，影响腰椎的功能。

（6）从女性的不同时期讲，妊娠期、更年期为女性腰椎间盘突出的危险期。调查显示，产妇发生腰椎间盘突出症的概率要高于普通女性，妊娠是部分女性发生腰椎间盘突出症的一个不可忽视的因素，但发生率与产妇年龄、胎儿的体重无直接关系。妊娠期女性受胎儿体积和重量逐渐增长的影响，容易采取上身后倾位，腰椎前凸增加，这时椎间盘受力不均匀，椎体倾向于错位，容易发生腰椎间盘突出症。另外，由于妊娠期产妇内分泌的改变，腰椎和骨盆周围韧带松弛，骶髂和腰骶等处的连接松弛，继而骨盆及其周围关节稳定性减弱，加上负重的增加和腰椎生理曲度的改变，若有腰肌劳累和扭伤，就增加了椎间盘损害的机会，所以妊娠期产妇的发病概率要高。针对上述发病特点和原因，孕妇应加强妊娠期的各种预防措施，比如避免弯腰和久站、久坐等不正确的姿势，同时还应加强对妊娠期的围生期保健知识的了解和掌握，一旦出现腰背痛或下肢的放射痛，应及时就诊。更年期妇女，因为内分泌的改变，骨质疏松及骨关节、韧带退化等，也可导致发病率增高。

四、典型症状

腰椎间盘突出症的典型症状是腰痛及腿部放射性疼痛，部分患者可无腰部疼痛，仅有下肢的酸麻胀痛，故易误诊、漏诊。由于椎间盘具体突出的部位、大小、椎管管径、病理特点、机体状态及个

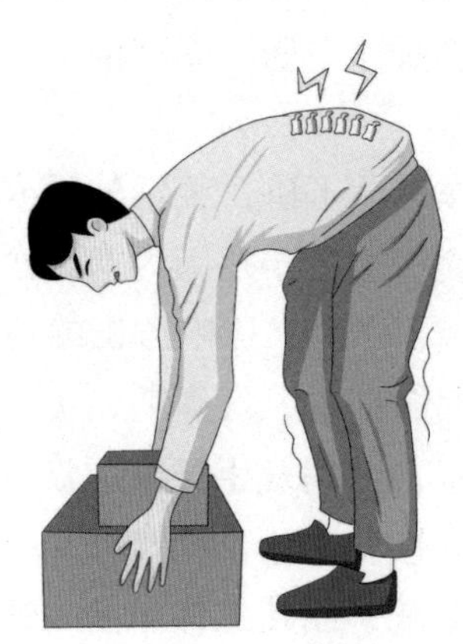

体敏感性等不同，临床表现也有一定差异。

1. 腰痛

95%以上的腰椎间盘突出症患者有此症状。患者自觉腰部持续性钝痛，平卧位减轻，站立则加剧，一般情况下尚可忍受，腰部可适度活动或慢步行走。另一种为突发的腰部痉挛样剧痛，难以忍受，需卧床休息，严重影响生活和工作。

2. 下肢放射痛

80%患者出现此症状，常在腰痛减轻或消失后出现。表现为腰部至大腿后侧及小腿后外侧的放射性刺痛或麻木感，直达足底部。重者可有腰至足部的电击样剧痛，且多伴有麻木感。疼痛轻者可行走，呈跛行状态；重者需卧床休息，喜欢蜷缩在床。

3. 下腹部痛或大腿前侧痛

高位腰椎间盘突出症或极外侧型腰椎间盘突出症可使$L_{2\sim4}$神经受累，出现神经根支配区的下腹部、腹股沟区或大腿前内侧疼痛，为放射痛，临床上较为少见。腰椎间盘突出症压迫L_5和S_1神经根时，也可出现下腹部痛或大腿前侧痛，但为牵涉痛。$L_{4\sim5}$及$L_5\sim S_1$椎间盘突出刺激交感神经纤维也会引起下腹部、大腿前内侧、会阴部疼痛。

4. 下肢麻木

部分腰椎间盘突出症患者可表现为下肢麻木，这是突出的椎间盘压迫本体感觉和触觉纤维引起的。麻木区域依腰骶神经根受累区域分布，常出现下肢、足底、足趾或鞍区的麻木，以小腿后外侧及足外侧多见，多为$L_4\sim S_1$受累，当穿衣裤接触时可有烧灼感，长时间站立可加重麻木感。受累神经根受到较重损害时，所支配的肌肉力量减弱，感觉减退，轻者可出现痛觉过敏，重者肌肉瘫痪。麻木程度与神经根受压的严重程度无密切关系，但肌力下降者麻木一般较重。不论是手术或其他非手法疗法，麻木的消失速度远较疼痛症状消失缓慢，有的甚至终身存在。

5. 马尾综合征

多见于中央型腰椎间盘突出症患者。早期表现为双侧严重的坐骨神经痛，会阴部麻木，排便、排尿无力。女性因尿潴留而出现假性尿失禁；男性可出现勃起功能障碍。有些患者在重体力劳动后或在机械牵引和手法复位后，突然出现剧烈腰骶部疼痛、双侧大腿后侧疼痛、会阴区麻木、排便和排尿无力或不能控制。疼痛消失后出现双下肢不完全性瘫痪，括约肌功能障碍。其机制大多是腰椎劳损、创伤、超负荷的腰椎牵引等因素，使突出物从后正中突向椎管，压迫两侧的神经根和突出平面以下的马尾神经，致使脑脊液循环障碍而出现神经充血、水肿及蛛网膜粘连，引起恶性循环，使其症状更加严重。其神经根与放射部位的对应关系表现为：L_3神经根受压时，根性放射部位在膝部；L_4神经根受压时，根性放射部位在小腿以下；L_5神经根受压时，根性放射部位在足背及踝；S_1神经根受压时，根性放射部位在足跟、跖底部及足趾；S_2神经根受压时，根性放射部位在下肢后侧及大腿内侧方；S_3神经根受压时，根性放射部位在外生殖器处及肛门周围。此种类型患者应尽快进行手术治疗。

6. 肌肉萎缩、瘫痪

多见于神经根长期受压后，当突出的椎间盘压迫神经根严重时，可产生神经麻痹而致肌肉萎缩、肌力减弱及活动障碍，可能是由神经外膜或神经束间纤维化，使神经根的感觉纤维应激域升高而致。其临床症状与体征和该神经所支配的肌肉呈对应关系。

（1）L_4/L_5椎间盘突出　L_5神经根麻痹，胫前肌，腓骨长肌、短肌，蹞长伸肌和趾长伸肌瘫痪，出现足下垂。其中以蹞长伸肌瘫痪、蹞趾不能背伸最常见。

（2）L_5/S_1椎间盘突出　S_1神经根受累，腓肠肌和比目鱼肌肌力减退，但瘫痪罕见。

（3）个别产妇于分娩过程中，因腹压急剧增加而致椎间盘组织急性突出，严重压迫神经根　表现为分娩后突发局限于腓总神经支配区域的肌肉瘫痪且疼痛，称为母性产瘫，有别于新生儿产瘫。

（4）括约肌及性功能障碍　中央型、巨大型或游离型突出椎间盘，压迫马尾神经，可引起马尾综合征，表现为肛门、尿道括约肌及性功能障碍，如大便秘结、排尿困难或大小便失禁、勃起功能障碍等。

（5）患肢发凉与小腿水肿　突出的椎间盘组织刺激椎旁的交感神经纤维或窦椎神经的交感神经纤维，反射性引起下肢血管收缩，患者自感患肢发凉，尤以足趾远端最明显。这种现象也叫作冷性坐骨神经痛。这种皮温减低的现象，在S_1神经根受压较L_5神经根受压时更明显。临床检查可应用彩色多普勒血流显像，观察患肢血流量情况，还可以采用微循环显微镜观察患者的足部甲皱微循环。当腰椎间盘突出症患者的腰骶神经根受压严重时，可出现足和踝部的水肿。可能是神经根在受到机械性及局部无菌性炎症或化学性刺激时粘连水肿，影响交感神经的传导功能，使下肢相应的血管神经功能发生障碍。

（6）外周圆锥综合征　$L_4 \sim S_2$的脊髓节段被称为外周圆锥。外周圆锥综合征特点为$L_4 \sim S_2$分布区的感觉障碍。由于臀肌、股四头肌、伸屈膝关节及足内在肌肌肉萎缩、肌力减弱，常出现步态不稳。体格检查可见跟腱反射、跖反射缺失，膝反射减弱。膀胱和直肠的随意控制功能减弱，阴茎勃起和射精功能都有不同程度的降低，或可出现异常勃起的现象。

7. 尾骨痛

腰椎间盘突出症的临床症状可表现为尾骨痛，其主要原因为突出的椎间盘组织移入骶管，或者突出的椎间盘组织刺激有解剖变异的腰椎或腰骶神经丛神经所致。

五、分型

腰椎间盘突出症按照年龄可分为儿童型、青少年型、中老年退变型；按照突出部位与方向可分为椎管、神经根管型和椎体型，其中椎管、神经根管型包括侧突型、中央型、旁中央型、左外侧型和右外侧型，椎体型包括正中型和边缘型。按髓核突出的程度和范围可分为腰椎间盘膨出型、腰椎间盘突出型、腰椎间盘脱出型、腰椎间盘脱垂游离型、Schmorl结节及经骨突出型。

按腰椎间盘突出程度和范围分类，对于判断腰椎间盘突出症的预后和决定治疗方法很有用，共分为5型。

1. 椎间盘膨出型

突出物多呈半球状隆起，表面光滑，此时椎间盘纤维外环未完全破裂，髓核因退变和损伤变碎，变性的纤维环坚固性降低，变薄变软。若无异常不适，或仅表现出腰部不适、疼痛，一般经保守治疗后症状可完全缓解治愈。但在此病变的基础上，在某些因素如外伤、过度劳累、负重、有害的运动姿势如腰部快速的旋转运动等的作用下，已退变或部分断裂的纤维环可全层断裂，导致髓核突出压迫神经，产生临床症状。

1.椎间盘膨出型

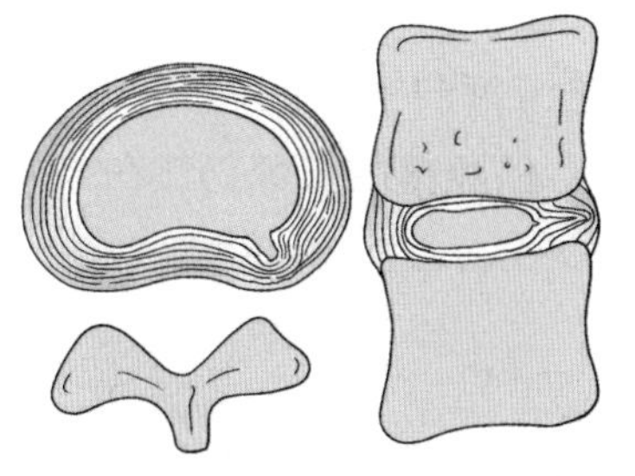

2.椎间盘突出型

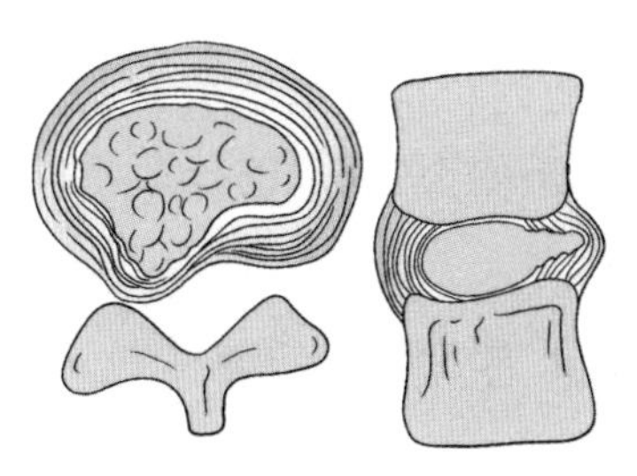

3.椎间盘脱出型

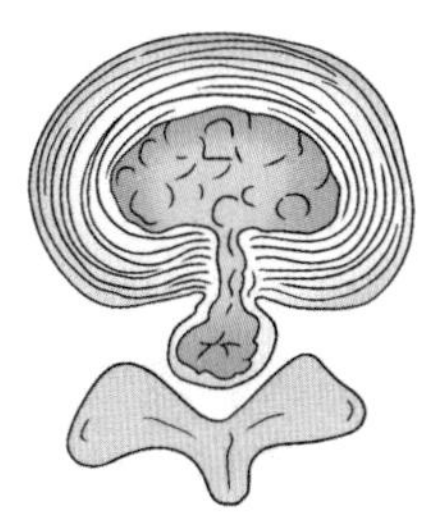

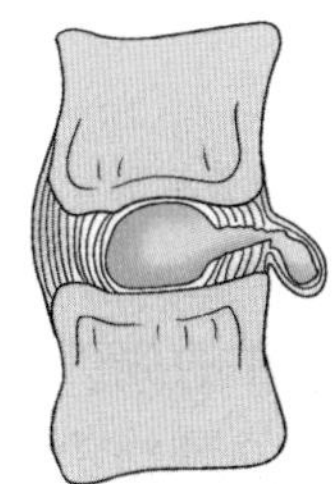

4.脱垂游离型

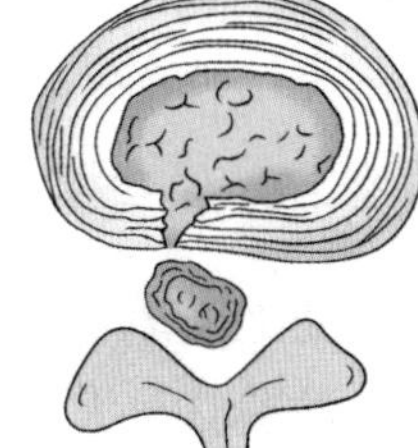

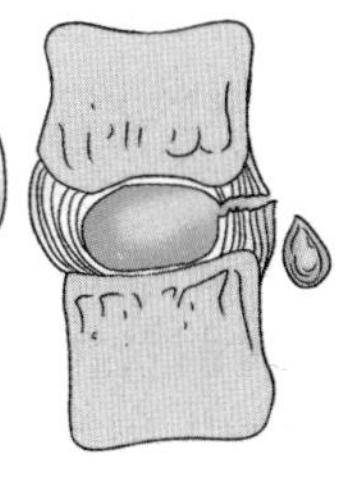

5.Schmorl结节及经骨突出型

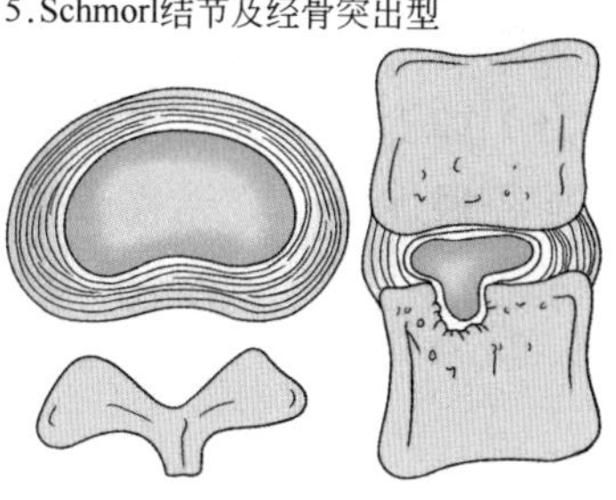

2. 椎间盘突出型

突出的髓核被很薄的纤维环约束，突出物不规则，呈碎片状或菜花状，常与周围组织粘连明显，会压迫相应的神经根而产生严重的临床症状，一般需要手术治疗。

3. 椎间盘脱出型

此时椎间盘纤维外环完全破裂，髓核可向前或向后突出。突出的髓核穿过破裂的纤维环，呈菜花状，但髓核的根部仍然在椎间隙内。

4. 脱垂游离型

髓核穿过完全破裂的纤维环，并突破后纵韧带，可抵达硬膜外间隙，脱出的髓核碎片完全在椎管内游离，可向上、向下、向后移位，离开原病变间隙，广泛刺激周围组织产生无菌性炎症，压迫马尾神经组织，多须手术治疗。

5. Schmorl结节及经骨突出型

前者指髓核经上下软骨终板上存在的先天性或后天出现的裂隙突入椎体的松质骨内；后者指变性的髓核沿软骨终板和椎体间的血管通道斜行穿过上方或下方椎体的软骨终板，突入椎体边缘。一般与腰椎特殊的运动训练方式（主要为后伸运动，髓核前移，导致前缘型突出）加上较大的运动量有关。这两种类型临床上仅出现腰痛，无神经根性症状，无需手术治疗。

腰椎间盘膨出与突出在程度上有区别

膨出是腰椎间盘一定程度的变性，髓核及纤维环的张力、弹性形态结构仍正常，纤维环未完全破裂。CT、MRI

上提示髓核向前方或后、外侧方均匀膨起，可无临床症状，保守治疗效果好，可治愈，不需要手术处理。而突出则是纤维环部分破裂，其内的髓核通过破裂口突出压迫神经根、马尾神经，导致不同程度的症状，一开始可考虑保守治疗，但不能排除需要手术治疗的可能性。

六、腰椎间盘突出症为何容易复发

腰椎间盘突出症患者经过休息和各种治疗后，可使病情缓解或痊愈，但该病的复发率高，主要原因有如下几点：

（1）腰椎间盘突出症患者经过休息和治疗后，受压神经根局部的水肿和无菌性炎症有所缓解，受压的程度减轻，症状消失，但突出的髓核并未完全还纳回去。

（2）腰椎间盘突出症患者病情虽已稳定或痊愈，但在一定时间内患者腰椎的稳定性仍然很差，腰椎仍然脆弱，且由于椎间盘局部无血供，修复能力差，患者病情虽然减轻，但受损的椎间盘纤维环仍不能很快修复，仍是一个承受压力的薄弱点，一旦腰椎受到外力、过度劳累、负重或扭伤等刺激，可使髓核再次突出，导致本病复发，甚至加重。

（3）接受手术的患者并不意味着一劳永逸，术后的患者虽然病变节段突出的髓核组织已摘除，但腰椎间盘突出症手术不可避免地会进一步损伤腰部，可导致局部腰椎稳定性下降，腰段脊柱生物力学发生改变，故术后容易在手术节段的上下两节段发生新的椎间盘突出。

腰椎管狭窄症

一、什么是腰椎管狭窄症

腰椎管狭窄症是指组成腰椎管骨-纤维管道的异常改变，病变可使椎管的前后径和左右径狭窄，从而压迫马尾神经或神经根而引起腰腿痛等。腰椎管狭窄症可分为先天性和后天性，先天性腰椎管狭窄又称发育性椎管狭窄，通常累及整个脊柱，呈均匀一致的狭窄，椎管的前后径和横径均窄小。后天性腰椎管狭窄又称继发性腰椎管狭窄，在临床上较为多见，大部分是由腰椎退行性变所致，也称退化性腰椎管狭窄。本病多见于中老年人，约80%发生在40～60岁，男性患病多于女性，以体力劳动者常见，其起病缓慢，病情呈进行性加重。坚持体育锻炼，注意腰部的防护，对预防和减少退化性腰椎管狭窄的发生大有好处。

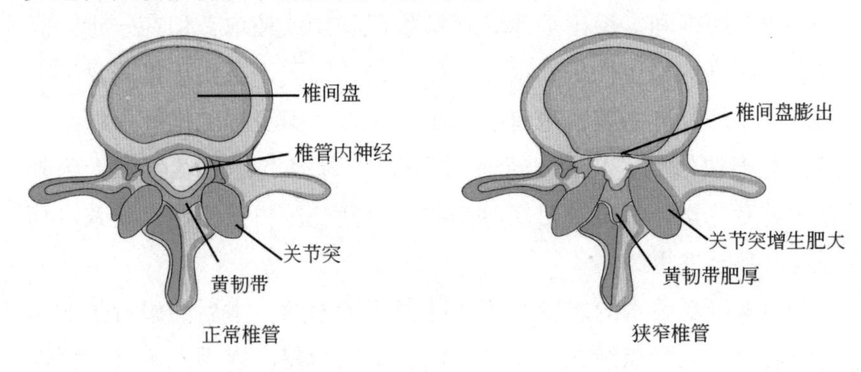

二、病因病理

引起腰椎管狭窄症的原因是复杂的，单纯的发育性椎管狭窄一般不造成对神经、血管组织的压迫，但随着年龄的增长，组织因损伤及慢性劳损，腰椎发生退行性变时，椎管管腔进一步不规则狭窄，便易于发病。退化性腰椎管狭窄一般呈节段性分布，常发生于腰4～5椎骨部位，可因椎板与黄韧带的异常变厚、关节突增生突入椎管内、椎体后缘唇样骨赘及椎间盘后突等改变，椎管前后径、侧隐窝或椎间孔严重缩小，造成一个或数个甚至全部马尾神经根受压、缺血，从而产生相应的临床症状。腰部的创伤、医源性损伤也可导致腰椎管狭窄。

三、临床表现

腰椎管狭窄症多见于中老年人，以腰腿痛和间歇性跛行为主要特征。一般起病缓慢，多数患者有长期的下背、腰、臀及大腿后部的疼痛史，逐渐发展为一侧或双侧下肢疼痛、麻木、感觉异常或无力等。疼痛的性质可为灼痛、酸痛、刺痛，站立行走时症状加重，卧床休息可减轻。患者行走或站立后腰腿痛或麻木感逐渐加重，常迫使其下蹲休息，疼痛随之缓解，但行走后症状又重新出现。病情严重者可引起尿急或排尿困难，腱反射减弱及下肢肌肉萎缩等。

四、诊断依据

（1）多发于40岁以上的体力劳动者，常有慢性腰痛史，部分患者有外伤史。

（2）有长期反复的腰腿痛和间歇性跛行，腰痛在前屈时减轻，在后伸时加重，腿痛多为双侧，可交替出现。站立和行走时出现腰腿痛和下肢麻木无力，疼痛和跛行呈逐渐加重，休息后减轻。

（3）病情严重者可引起尿频或排尿困难，并出现下肢肌肉萎缩、腱反射减弱及腰过伸试验阳性等。

（4）腰椎X线检查有助于诊断，CT和MRI检查有重要的诊断意义。

（5）应注意与血栓闭塞性脉管炎、腰椎间盘突出症等相鉴别。

腰椎滑脱

一、什么是腰椎滑脱

腰椎滑脱是指上位椎体相对下位椎体发生向前或向后的相对滑移。临床常见的腰椎滑脱有两类：①退变性腰椎滑脱。由椎间盘退变、椎间隙变窄后引起，出现腰椎间盘突出症或者腰椎管狭窄症表现；②腰椎椎弓峡部裂并腰椎滑脱。由于椎弓上、下关节突之间峡部出现裂隙或者骨折，后部阻挡作用消失，椎体向前滑移，而椎板、棘突等结构维持原位。

二、致病因素

引起腰椎滑脱的原因主要有以下5类：

（1）发育不良　先天性峡部不连，或因腰骶椎发育缺陷、移行椎产生脊椎滑脱，不伴有峡部裂。

（2）疲劳骨折或慢性劳损　腰椎滑脱常由椎弓峡部崩裂导致椎体不稳所致，这种应力骨折或疲劳骨折的发生率在周期性应力运动员，尤其是体操和举重运动员中较高。

（3）退变　长期持续的椎间盘退变、椎间不稳、韧带松弛，逐渐发展为椎体滑脱，但峡部仍保持完整，又称假性滑脱。

（4）创伤　急性外伤，尤其是后伸性外伤易致峡部断裂，多见于竞技运动员或强劳动搬运工。

（5）病理性滑脱　肿瘤或炎性病变累及椎弓、峡部、关节突，使椎体后结构稳定性丧失，从而发生病理性滑脱。

三、临床表现

腰椎滑脱患者临床主要表现为腰痛和下肢放射性疼痛，严重者可出现间歇性跛行。腰椎滑脱以中老年多见，起病多隐匿，早期无特异性症状及体征，随着椎间盘退变及腰部肌肉劳损而逐渐出现腰椎不稳，导致神经功能损害及邻近节段的退变。

四、辅助检查

1. X线片

（1）正位片　不易显示峡部病变，但通过仔细观察，可能发现在椎弓根阴影下有一密度减低的斜行或水平裂隙，多为双侧。明显滑脱者，滑脱的椎体因与下位椎体重叠而显示高度减小，椎体倾斜、下缘模糊不清、密度较高，与两侧横突及骶椎阴影相重叠，称为Brailsford弓。

（2）侧位片　可清楚、直观地显示腰椎滑脱的情况，同时可以判断椎弓峡部是否完整及有无崩裂，对于腰椎滑脱及峡部裂的诊断有重要价值，也是用于腰椎滑脱影像学测量的主要手段。存在峡部裂的患者其椎弓根后下方可见一由后上斜向前下的裂隙，无峡部裂的患者可表现为峡部细长，局部退变、增生。侧位片可测量腰椎滑脱程度并进行分度和分级。

（3）斜位片　采用球管倾斜45°，左、右斜位摄片，可清晰显示峡部病变。正常椎弓附件在斜位像上投影呈一只“苏格兰狗”影像：狗耳为上关节突，狗眼为椎弓根纵断面，狗嘴为同侧横突，狗颈为椎弓峡部，身体为棘突和同侧椎板，狗腿为同侧及对侧下关节突。在椎弓峡部崩裂时，峡部可出现一带状裂隙，称为“苏格兰狗项圈”征。急性峡部裂者早期可显示清晰的骨折线，后期裂隙两端骨密度增高，表面光滑，出现假关节样改变。

（4）动力位片　对腰椎不稳诊断价值较高。过屈时可使峡部分离，亦有助于诊断。

2. CT

CT扫描常规取软组织窗和骨窗断层成像，对峡部病变的诊断率较高。在CT扫描中可见椎体向前移位，出现“双终板”征。三维CT或矢状面多幅重建可以明确椎间孔变化及滑脱程度。而三维CT重建，可以重建峡部不连及滑脱模型，用于严重和复杂滑脱术前拟定手术方案。

3. MRI

MRI由于扫描范围广，可以更全面、直观地显示腰椎及椎管内的总体影像，有助于明确椎弓、上下关节突的形态以及椎弓有无骨性缺损，峡部裂一般在矢状位图像上易于辨认。MRI对椎管、椎间孔、侧隐窝等结构显示较为清晰，可以明确脊髓或神经根受压情况，有助于定位诊断。此外，MRI还有助于鉴别和排除结核、肿瘤等病理性改变。

出现腰部不适后，该不该做X线、CT、MRI检查

X线检查的特点是能显示腰椎序列和生理曲度异常、椎间隙变窄、骨质增生等。其缺点为：不能直接显示脊髓和神经根受压情况。

CT的特点是方便、快捷、无痛，可用于观察骨质和软组织损伤。在观察椎体、椎板、关节突的骨折和破坏性病变方面优于X线检查。其缺点为：有一定的辐射、软组织显示不够清晰、含金属的内固定物会影响其他结构显影。

MRI的特点是全面、无电离辐射、安全可靠，可全面观察腰椎间盘形态、突出节段与程度，在腰椎疾病的诊断及鉴别诊断方面有更多的优越性。其缺点为：时间较长，对骨折、骨破坏、骨质增生等不如CT敏感，检查费用较高；另外，体内有金属、心脏起搏器等属禁忌。

总的来说，没有出现盆腔脏器损伤及下肢运动和感觉功能障碍（即下肢的酸麻胀痛）的，可先行X线检查，如出现下肢症状者，应行CT或MRI检查。若X线检查发现椎间隙变窄、重度骨质增生、椎间孔狭窄、腰椎不稳、腰椎滑脱、畸形等并伴随相应症状的，应进一步行CT或MRI检查。

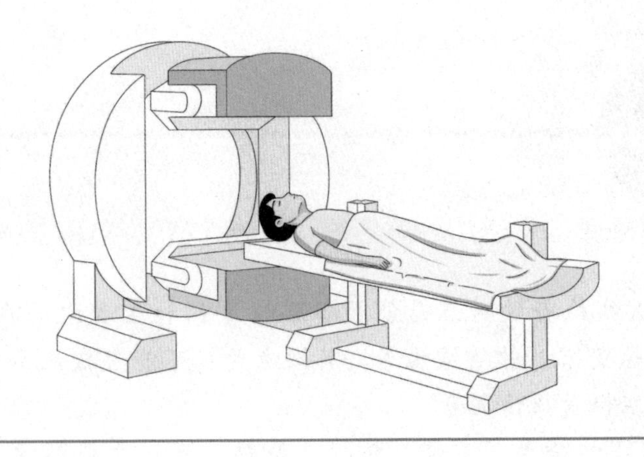

腰椎退行性改变与骨质增生

一、正确认识骨质增生

骨质增生，也称骨刺，是关节软骨长期磨损后，软骨下的松质裸露经反复刺激而出现新骨形成尖刺。其发生的原因很复杂，并不是由于尖刺“扎着”，而是由骨质增生处相关肌肉、韧带、关节囊、滑膜及关节液等发生一系列病理改变而引起的。骨质增生是人体整个生长过程中的一种表现，主要与年龄有关。所以骨质增生是人类生老病死过程中不可避免的现象。很多药品、保健品所谓能“化骨刺”的说法是毫无科学根据的。

40岁以上的人有45%～50%会出现骨质增生，60岁以后，80%以上的人或多或少会出现骨质增生。年满70岁者，在X线片上几乎都有骨质增生的表现。多数人并不出现临床症状，因为骨质

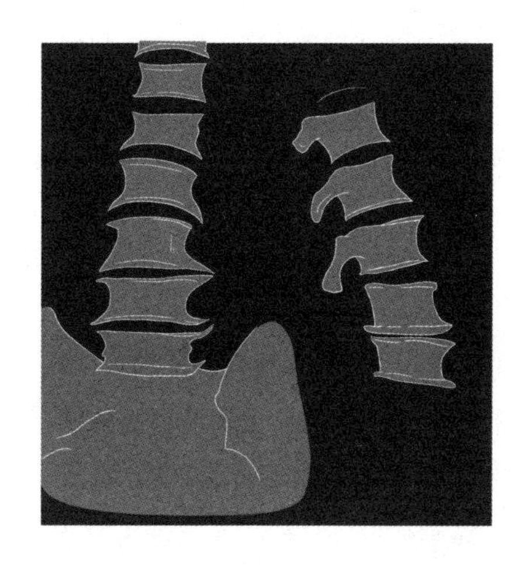
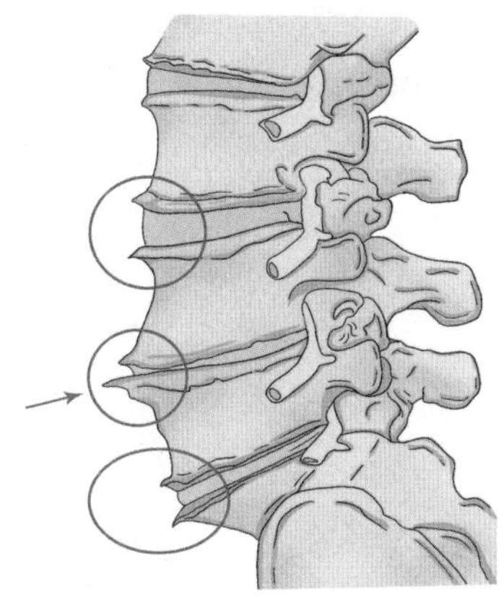

增生是椎体在人们长期的工作及生活中慢性劳损或损伤而出现的退变和代偿的表现，也是椎体为适应力的变化而出现的一种防御性反应。它既是生理性的，又可能转变为病理性的；它可以使由于椎间盘变性而不稳定的脊柱变得较为稳定，但也可能对周围神经、血管产生压迫，因压迫而出现无菌性炎症，从而出现相应的临床改变。可见骨质增生是造成腰椎疾病的原因之一，但它本身不是疾病。从临床观察来看，症状轻重与骨质增生的有无和大小不成比例。

二、正确认识腰椎退行性改变

生理退变俗称“老化”，是一个与年龄有关的生物学改变过程。生理退变和病理过程并不相同，但两者间又有很密切的关系。腰椎退行性改变是指随着年龄的增长，纤维环和髓核含水量逐渐减少，髓核张力下降，椎间盘变薄。同时，透明质酸及角化硫酸盐减少，低分子量糖蛋白增加，纤维变性及胶原纤维沉积增加，髓核失去了弹性，椎间盘结构松弛，软骨板囊性变。在没有后纵韧带支持的纤维环外侧，这些变化更为明显。腰椎X线片主要表现为椎间隙变窄、骨刺形成。CT、MRI可显示椎间盘本身的变化。以MRI观察腰腿痛患者，见椎间盘退变随年龄增加而增加。值得一提的是，经MRI证实，15岁青少年已可发生腰椎退行性改变。

1. 腰椎间盘多数时候处于“营养不良”状态

人类在母体内孕育8个月的时候，为腰椎间盘提供营养的血管就开始闭塞了，腰椎间盘就开始处于“饥饿”状态。人类青春期刚过，大约19～20岁时，腰椎间盘的营养血管就完全闭塞了，从这时起，腰椎间盘的营养就只能来源于腰椎椎体周围的微小血管和组织液，根本不够腰椎间盘所需。因为缺乏足够的营养来源，腰椎间盘都处于“营养不良”状态，腰椎间盘自身的修复能力也很差。

2. 腰椎间盘的宿命——腰椎间盘退行性改变迟早都会发生

随着时间的流逝，腰椎间盘会慢慢老化。这种老化是一个逐渐的过程，最早是体内基质的老化，然后是其他成分的老化。基质中主要是水、蛋白多糖、糖胺聚糖、胶原等，是腰椎间盘发挥活力的物质基础。软骨终板是供给营养的平台，当软骨终板慢慢变老钙化时，腰椎间盘的营养供给线就受到了致命的打击，体内的蛋白多糖、糖胺聚糖、胶原等基质就会发生退行性改变，于是腰椎间盘生物学特性也会发生巨大变化。

一般来说，腰椎间盘早在人类的青春期就会发生退行性改变。有证据显示，这个时候体内的软骨细胞开始变老凋亡，它所产生的蛋白多糖、胶原等物质就会减少，随之腰椎间盘内的水分也会减少，这就极大地影响了腰椎间盘的新陈代谢。有研究显示，对青少年行腰椎MRI检查，可见腰椎间盘已经开始出现信号的异常，说明腰椎间盘已经开始出现退化了。

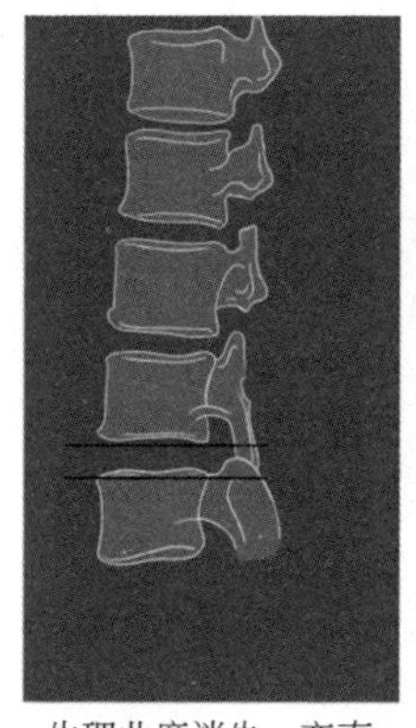
生理曲度消失、变直

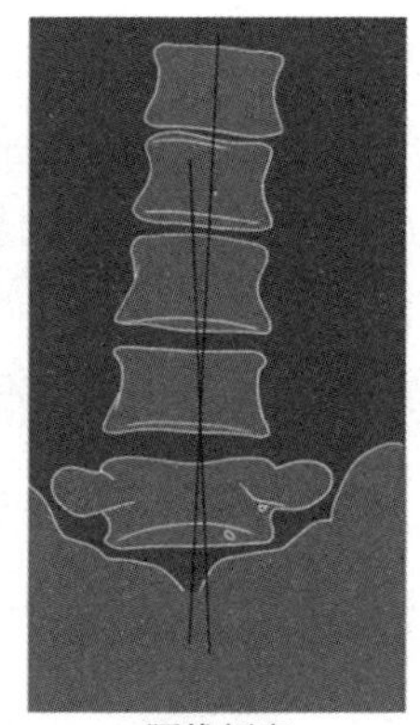
腰椎侧弯

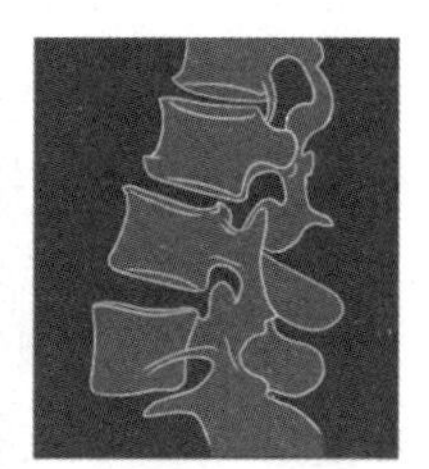
腰椎间盘移位

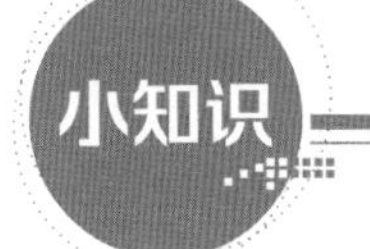

老年性骨质疏松症

骨质疏松症是指单位体积内骨质和无机盐减少的一种骨代谢病。具体而言，是指骨的单位容积内骨组织总量的减少。严重者轻微的外伤甚至没有明显的外伤，例如转身、抬物、剧烈咳嗽等，即可能引起骨折。该病好发于老年妇女绝经后，此类骨质疏松与雌激素水平低下有关。可继发骨质疏松的情况包括性腺功能减退、甲状腺功能亢进、肾上腺功能亢进或长期使用糖皮质激素等。此外，营养缺乏、酒精中毒、药物毒副作用也可继发骨质疏松。

老年性骨质疏松症常有临床三联征——腰腿痛、骨弯曲和易骨折。其中腰腿痛为老年性骨质疏松症的主要症状，疼痛多为静息痛，常表现为清晨或久坐久立后加重，活动后减轻，但过度活动后再次加重。其临床表现易与软组织无菌性炎症相混淆，所以当老年人出现上述类似症状时，应先完善骨密度测定，明确病情，以免误治。老年性骨质疏松症的病因目前尚不清楚，内分泌衰退可能为其中原因之一，老年人的活动减少也起着一定的作用。

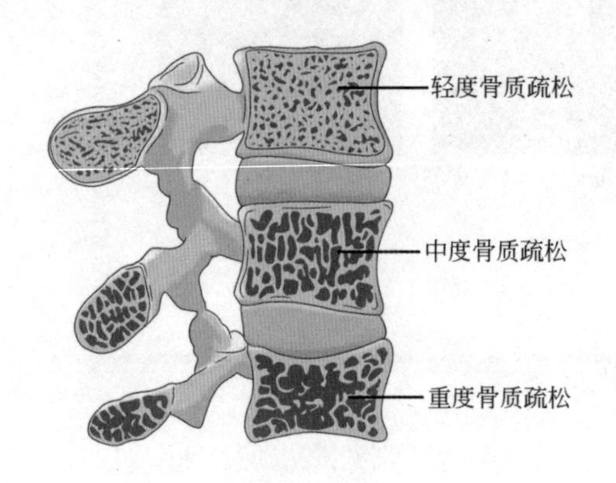

第四章

腰椎的“保养手册”——康复运动

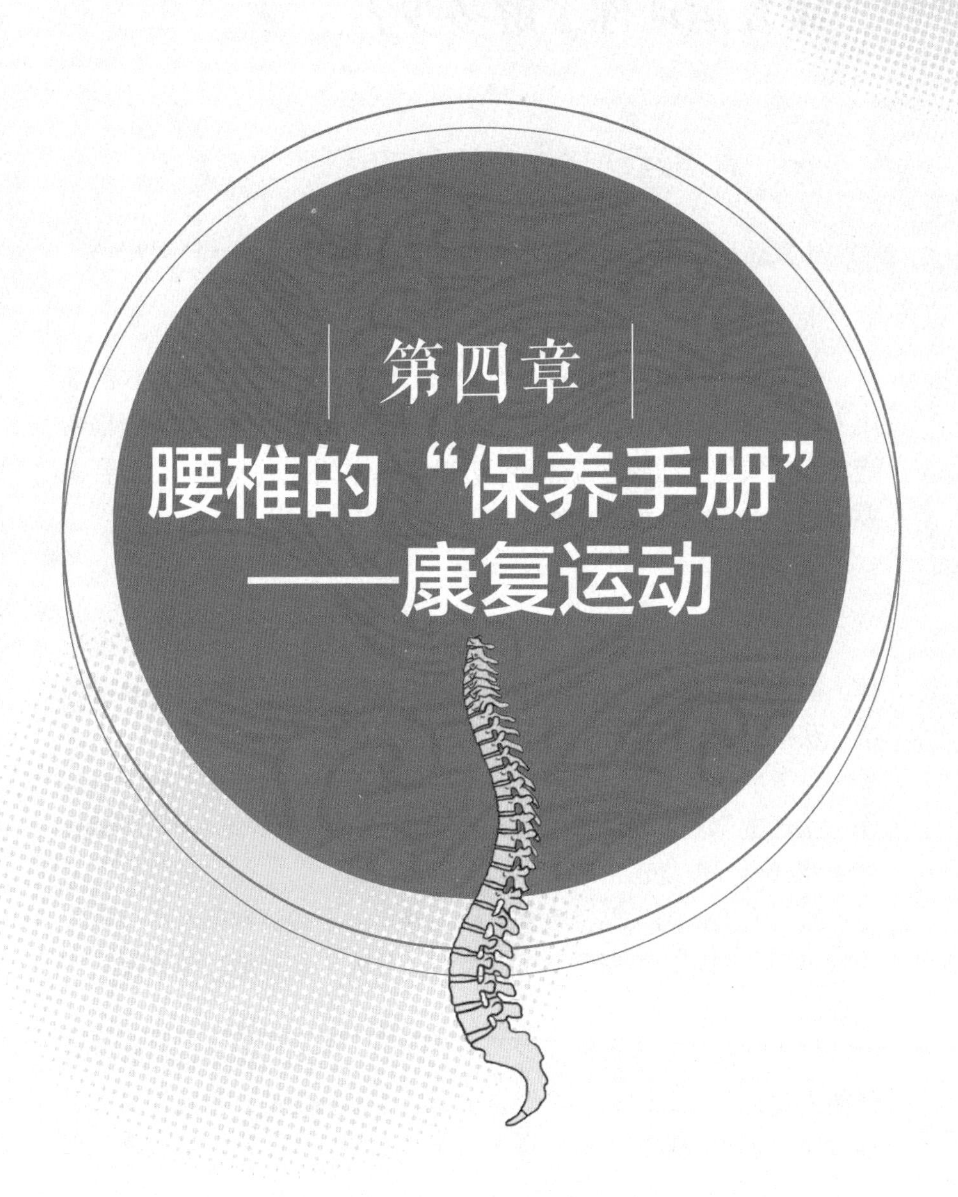

康复运动你了解多少?

一、康复运动与体育运动的区别

康复运动也是运动，但与普通运动具体有什么不一样呢?

1. 人群不同

像跑步、打高尔夫球等体育运动，更适合于无腰椎病症状的健康人群。对于严重的腰椎病患者来说，这些运动可能会加重腰椎病症状。而康复运动既适合想要提升健康水平的普通人群，也适合需要改善活动受限与缓解疾病疼痛的患者。

2. 目的不同

参与体育运动主要是为了增强身体素质、愉悦身心、塑造形体。另外，还有部分人参与体育运动是希望通过各种比赛取得名次，获得荣誉。而康复运动主要是防治疾病。

对于患者，康复运动的目的是尽可能减轻疾病症状，减少对工作、生活的影响。例如，康复运动可以帮助腰椎病患者消除疼痛、麻木症状，并恢复正常的工作、生活。

对于无疾病的人群，康复运动主要是为了提高健康水平，预防疾病出现。例如，康复运动可以帮助久坐人群较好地预防腰椎病症出现。

但康复运动与体育运动有一个共同点，运动方案中都会涉及身体的力量、速度、耐力、灵敏、柔韧、平衡稳定等。当腰椎病患者通过康复运动缓解了疼痛，身体功能基本恢复到受伤前的水平，那么下一步可适当进行一些体育运动，例如跑步等。

二、为何康复运动能治疗腰椎病？

1. 增加整体血液循环，帮助椎间盘获取更多营养物质

腰椎间盘是位于两节腰椎之间的胶状物体，椎间盘是无血管组织，很难直接通过血液获取营养物质，主要通过血管扩散作用获取营养物质。而椎间盘的修复不能缺少营养物质，运动能够通过加速血液循环，给椎间盘带来更多的营养物质，加速康复过程。同时，运动可以改变椎间盘的压力，让椎间盘吸收与排出水分。这个过程可以完成营养物质的扩散吸收与椎间盘代谢废物的排放，有利于保持椎间盘的健康。此外，椎间盘中央的髓核大部分由水分组成，随负重而移动。也就是说，椎间盘的髓核突出物质，在腰椎压力的变化下能够进行前后移动。如果椎间盘轻度向后突出，当向后仰时，椎间盘后侧压力增大。这样会促使髓核突出物质向前移动，减少对神经的刺激，缓解腰椎病症状。也就是说，适当运动能够改变椎间盘的受力，减轻髓核突出物质对神经的压迫程度，缓解腰椎病症状。

2. 强化肌肉，减少椎间盘的压力，促进椎间盘的修复

缺乏运动是导致腰椎病的主要原因。腰椎是被肌肉包裹保护着的，肌肉作为腰部的动力，尤其是腰腹部的深层肌肉会直接影响腰椎的稳定性。运动能够强化这些深层肌肉，使得腰椎的“零部件”更加牢固紧密，为腰椎分担压力，从而减少腰椎间盘的受力，为椎间盘的修复创造良好的环境，同时也能够促使椎间盘内产生生长因子促进其恢复。

3. 通过改善椎间盘周围的软组织受损情况而缓解症状

椎间盘突出本身可能不会引起太多症状，但是椎间盘周围软组织受损就很有可能造成腰腿痛。运动不仅对椎间盘本身产生作用，还会对其周围软组织产生影响。例如，运动能够促进肌肉更有效地从血液中获取氧气，提高肌肉收缩效率，帮助解决因腰椎病不能久坐、久站、弯腰等活动困难的问题；运动还能够增加韧带和肌腱强度，避免因韧带松弛等原因增加椎间盘的磨损。

肌肉强化，腰痛不发

运动对腰椎病康复发挥着重要的作用，其中肌肉强化运动可以有效提高腰椎的稳定性。有研究证明，增强腰椎稳定性的运动锻炼能够有效缓解腰椎病的症状，改善活动障碍，帮助尽快恢复正常的工作、生活。

一、需要重点强化哪些肌肉?

一般而言，根据肌肉所处的位置，可以大致把肌肉划分为两类：深层肌肉与浅层肌肉。为了更有效地提高腰椎稳定性，腰椎病患者通常需要从深层肌肉开始强化。这主要是因为深层肌肉具有一些特殊的功能，对减轻椎间盘的压力作用更大。

（一）深层肌肉

顾名思义，深层肌肉是指位于身体深层，不能直接看到或触碰到的肌肉，是最靠近脊柱的肌肉。腰椎区域的深层肌肉主要包括腹横肌、多裂肌、深层旋转肌与腰方肌（深层部分）。

作为最靠近脊柱的肌肉，深层肌肉具有以下作用。

1. 长时间维持姿势

深层肌肉的抗疲劳能力极强。因为它是以交替的形式工作的，即一部分肌肉进行收缩时，另一部分肌肉会休息。人能够久坐、久站主要是依靠深层肌肉来发力。如果一个人因为腰椎病而不能长时间维持姿势（如久坐、久站），不妨关注一下腰椎深层肌肉的锻炼。

2. 稳定腰椎以保护腰椎间盘

深层肌肉具有一个特征——预激活，即能够在运动发生前几毫秒内进行收缩。如在弯腰时，腰椎深层肌肉会在弯腰动作发生之前收缩，稳定腰椎以保护腰椎间盘，避免弯腰动作对腰椎间盘造成过多的压力。

3. 减轻腰椎间盘压力

腰椎深层肌肉最靠近腰椎，并且直接附着在腰椎上。这意味着通过深层肌肉的收缩功能，它可以均匀分散腰椎间盘的负荷，直接减轻腰椎间盘的压力。

（二）浅层肌肉

浅层肌肉是指位于身体浅层的肌肉，通常是控制身体进行运动的肌肉，这些肌肉一般能够直接看到或触碰到，如腹肌。腰椎区域的浅层肌肉主要包括腹直肌、腹外斜肌、腹内斜肌、竖脊肌、髂腰肌与腰方肌（外侧部分）。

由于浅层肌肉体积更大，收缩的速度会比深层肌肉更快，并且能够产生更多的力量。在较低强度的活动中，如果深层肌肉激活有障碍，可能会让浅层肌肉过度收缩以维持脊柱稳定。但是，当浅层肌肉过度收缩时，会覆盖掉深层肌肉维持脊柱稳定的能力，从而可能增加脊柱压力，对韧带和椎间盘造成潜在的伤害。

两相对比之后，在进行肌肉强化运动中，首选强化深层肌肉。毕竟仅仅增强浅层肌肉力量不足以促进椎间盘的康复。

此外，身体的各个部位是相互影响、相互作用的，尤其是相邻的两个部位。例如，骨盆前倾可能会引起腰椎曲度变化，引起腰痛。因此，不单单是腰部肌肉和腰椎本身的问题会引起腰椎病症状，相邻部位（如臀部肌肉）发生异常也有可能是腰椎病症状的根源。所以，锻炼的对象不仅仅是腰腹部的深层肌肉，还有可能是臀部肌肉和腿部肌肉。

二、如何测试自己的肌肉力量?

这里介绍一些经典测试。这些测试包括腰部力量测试、臀部力量测试与核心力量的配合度测试（即一些动态测试）。这些测试可以提示哪些肌肉的力量较弱，并指导接下来重点锻炼哪些肌肉。需要注意的是，若测试过程中出现任何不适症状，需立刻停止。

（一）屈肌力量测试

动作要点：

- 坐位，双腿屈膝成90°，上半身保持挺直。

- 双手交叉放于胸前，上半身与地面呈60°。

维持这个动作60秒即为合格，如果达不到60秒说明腰腹部力量不足。

（二）伸肌力量测试

动作要点：

- 俯卧位，脸朝下，抬起上半身。
- 双手交叉抱于头后。

维持这个动作60秒即为合格，如果达不到60秒说明背部力量不足。

（三）侧平板支撑

动作要点：

- 侧卧位，用手肘撑起上半身。
- 单脚侧着地，收紧腹部和臀部。
- 抬起身体离开地面，保持肩、髋、膝在同一条直线。

维持这个动作60秒即为合格，如果达不到60秒说明腰部侧面的肌肉（如腰方肌）力量不足。

（四）平板支撑

动作要点：

- 俯卧位，双手握拳，屈肘90°。
- 双脚并拢脚尖着地，收腹，撑起身体离开地面。
- 保持肩、髋、膝在同一条直线。

维持这个动作60秒即为合格，如果达不到60秒说明躯干肌力量不足。

（五）臀部力量测试

1. 单足站立测试

动作要点：站立位，左脚单脚抬高，观察骨盆的状态。

在正常情况下，单脚站立时，臀部肌肉收缩，对侧骨盆抬起，才能保持身体平衡。如果站立的一侧臀部肌肉无力，对侧骨盆不但不能抬起，反而下降，为单足站立试验阳性，即臀部肌肉力量不足，须加入臀部力量强化训练。

2. 蛙形伸展测试

动作要点：

- 侧卧收腹，手臂枕于头下。
- 大腿与身体中轴线呈45°，屈膝90°。
- 缓慢提起上面的膝盖，保持脚后跟并拢（呈蛙形）。
- 返回起始位置，换另一边重复动作。

能够连续完成2组，每组左右各10次。若无法完成或运动后十分疲劳，说明臀部力量不足，那么可以加入臀部肌肉的力量训练。

（六）Y平衡测试

Y平衡测试是一个简单、可靠的测试动态平衡的方法。受试者单脚站在中间，同时对侧脚将测试记录板分别沿着三个方向（前方、后外侧、后内侧）尽量向远处推出，每个方向记录3次有效数据，取最大值作为最终数据。如果距离的差值等于或者大于4cm，证明动态平衡较差，下肢受伤的可能性更大。

三、如何科学强化肌肉?

将肌肉强化运动划分成腰腹部深层肌肉强化运动、臀部肌肉强化运动、腿部肌肉强化运动、功能性恢复训练4个部分。可根据前文的动作测试结果选择适合自己的运动，进行针对性锻炼。例如，进行动作测试时显示腰部力量不足，那么就可以重点选择腰腹部肌肉强化运动进行锻炼。接下来还会介绍肌肉强化运动的各种锻炼技巧和原则。请在开始锻炼之前，务必把运动介绍的前后内容读透。这样有助于正确锻炼，提高康复运动效率。

（一）腰腹部深层肌肉强化运动

此处说的腰腹部深层肌肉，主要是指位于腰腹部并附着在腰椎上的深层肌肉。通过强化这些腰腹部的深层肌肉，可以提高腰椎的稳定性，减轻腰椎间盘的压力，从而起到缓解腰椎病症状的作用。

在开始介绍腰腹部深层肌肉的强化运动之前，需要先掌握深层肌肉的锻炼技巧。熟练运用这些锻炼技巧，将有助于保证甚至提高深层肌肉的锻炼效果。

（1）维持骨盆中立位　骨盆中立位是指骨盆维持在一个能够让脊柱保持自然生理曲度“S”形的位置。这会让脊柱承受到的压力最小，并且处于最稳定与最平衡的状态。

仰卧屈膝，观察腰椎的弧度，大约手掌可刚好平放在腰椎下，且周围没有多余的空间，这种状态为骨盆中立位。

当参照上面的操作熟练找到骨盆中立位，就可以尝试把它运用到日常工作和生活中，即在站、坐、行走、运动时控制自己的骨盆处于中立位。这样有助于减少腰椎间盘的压力，促进腰椎病康复。

（2）收缩腹横肌和多裂肌　腹部的腹横肌和背部的多裂肌作为腰腹部主要的深层肌肉，二者从腹部到背部呈环形，共同保护椎间盘。在日常生活和腰腹部强化运动中，有意识地收缩这两块肌肉，同时保持骨盆中立位。这样可以增加腰椎的稳定性，减少椎间盘的压力，促进腰椎病康复。

那么如何掌握这两块肌肉的激活（收缩）技巧呢？

① 腹横肌激活：最为简单的激活腹横肌的方法是“肚脐内缩”，而且这个动作可以同时激活多裂肌。肚脐内缩技巧：

• 仰卧屈膝（屈膝70°～90°并且双足踩在地上），让骨盆处于中立位。

• 腹部微微发力，使肚脐向内收缩。

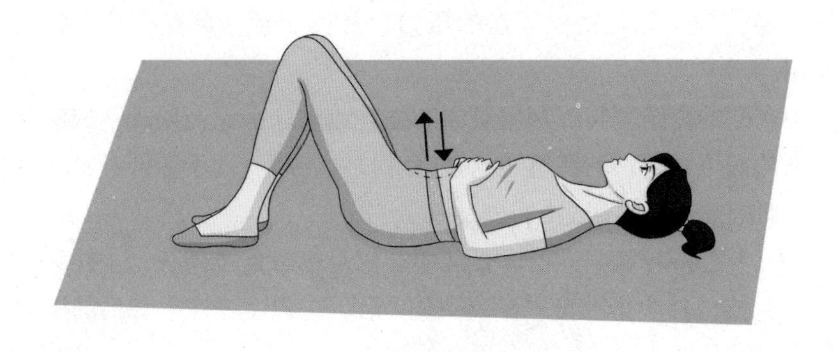

注意

保持自然呼吸，不能憋气。

当正确收缩到腹横肌时，在腹部脐部外下方两侧骨头凸起向内向下一个拇指宽度的位置可以感受到轻度的肌肉收缩的紧张感。

② 多裂肌激活

方法一：卧姿多裂肌激活

• 俯卧或侧卧，让他人或自己把手放在腰背后的多裂肌（即腰背后正中左右两侧约1cm处）上。

• 腰腹部用力“鼓起肌肉”对抗手指。

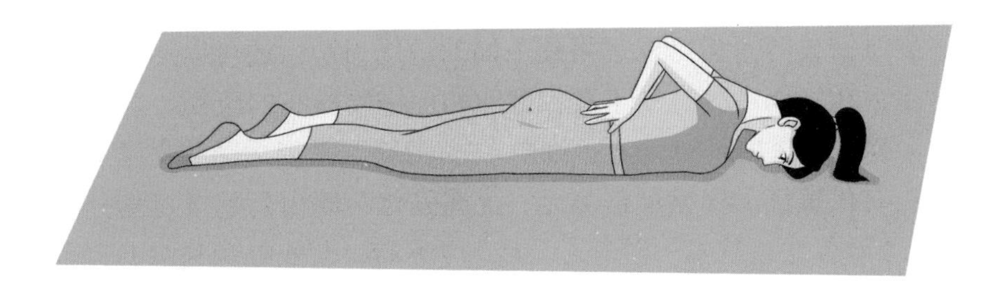

注意

保持自然呼吸，不能憋气。

方法二：坐姿多裂肌激活

• 坐在椅子上，上半身直立。

• 保持直立，身体向前倾约30°。

• 返回起始位置，重复动作。

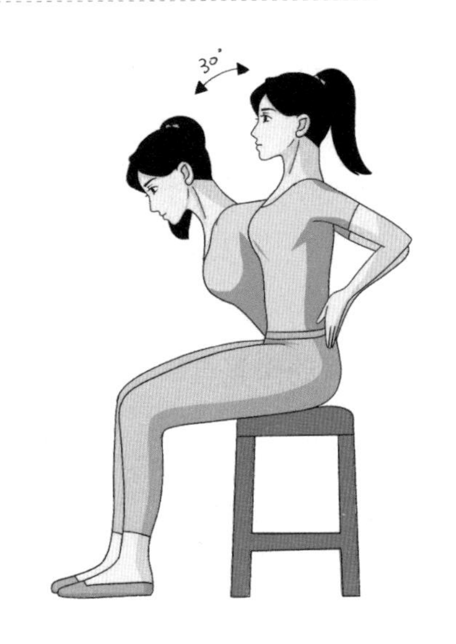

注意

速度保持缓慢，不能弯腰。可以把手放在腰椎两边感受多裂肌的收缩，保持偏慢匀速运动。

不同于浅层肌肉，深层肌肉体积较小，慢肌纤维含量更高。慢肌纤维，顾名思义，是收缩速度较慢，同时抗疲劳能力更强的肌肉纤维。因此，在进行下面介绍的腰腹部深层肌肉强化运动时，需要以匀速偏慢的速度重复动作。速度过快浅层肌肉更容易被刺激，会降低深层肌肉的锻炼效果。

当熟读并掌握以上锻炼技巧时，可以开始下列腰腹部深层肌肉的强化锻炼。值得注意的是，维持骨盆中立位、收缩腹横肌和多裂肌的技巧不但可以运用到下面的锻炼当中，还可以运用到日常生活和工作中，有助于腰椎健康和促进腰椎病的康复。

腰腹部深层肌肉强化运动中，“剪刀腿”系列运动和支撑运动较具有代表性。根据动作难度，上述强化运动由易到难可划分为4～5阶。建议从第一阶开始，练习7天后，若能够顺利掌握，可在下一周升级为第二阶，依此类推。

另外，对于经常健身的人群来说，下面的动作好像只是上下抬腿，看起来十分简单。但是请注意，下列动作的重点不是做到上下抬腿就足够了，而是务必要做到以下3点：

① 在上下抬腿的过程中，学会同时收缩深层肌肉。

② 在上下抬腿的过程中，让骨盆保持在中立位。

③ 在上下抬腿的过程中，保持腰腹部稳定不要摇晃。

1.“剪刀腿”系列运动

（1）第一阶

动作要点：

- 仰卧屈膝，双腿分开与髋同宽。
- 两臂置于身体两侧，掌心向下。
- 收腹，放松肩膀。
- 抬起右腿，并屈膝呈90°。

- 放下右腿，左腿重复动作。
- 10次为1组，做2～3组。

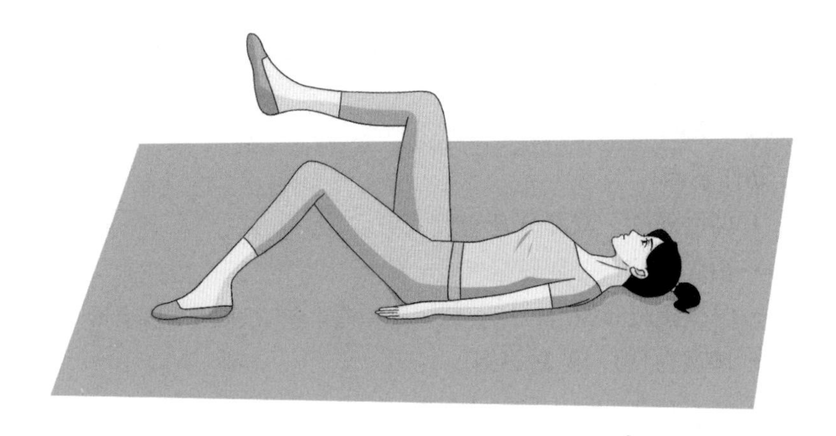

（2）第二阶

动作要点：

- 仰卧屈膝，双腿分开与髋同宽。
- 两臂置于身体两侧，掌心向下。
- 抬起右腿，并屈膝呈90°。
- 保持右腿不动，同时抬起左腿，并屈膝呈90°。
- 保持左腿不动，放下右腿。
- 放下左腿，返回原位。
- 10次为1组，做2～3组。

（3）第三阶

动作要点：

- 仰卧屈膝，双腿分开与髋同宽。
- 两臂置于身体两侧，掌心向下。

- 抬起双腿，并屈膝呈90°。
- 保持左腿不动，右腿缓慢向下轻轻点地。
- 点地后抬起右腿。
- 左腿重复以上动作。
- 10次为1组，做2～3组。

（4）第四阶

动作要点：

- 仰卧屈膝，双腿分开与髋同宽。
- 抬起双腿，并屈膝呈90°。
- 保持腰腹部稳定，左右腿像踩单车一样，来回交替点地。
- 10次为1组，做2～3组。

2. 支撑运动

（1）第一阶

动作要点：

- 双手双膝撑地，双腿分开与髋同宽。
- 腰背部保持平直，骨盆保持在中立位。
- 保持腰腹部稳定，向前伸直左手。

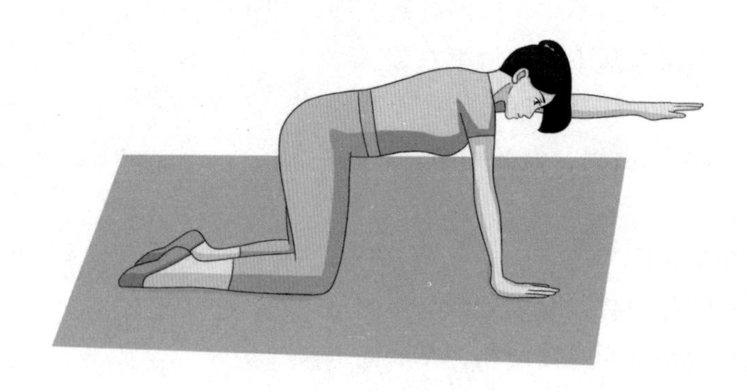

- 收回左手，返回原位。
- 右手重复以上动作。
- 10次为1组，做2～3组。

（2）第二阶

动作要点：

- 双手双膝撑地，双腿分开与髋同宽。
- 腰背部保持平直，骨盆保持在中立位。
- 保持腰腹部稳定，向后伸直右腿。
- 收回右腿，返回原位。
- 左腿重复以上动作。
- 10次为1组，做2～3组。

（3）第三阶

动作要点：

- 双手双膝撑地，双腿分开与髋同宽。
- 腰背部保持平直，骨盆保持在中立位。
- 保持腰腹部稳定，同时伸出左手、右腿。
- 收回左手、右腿，返回原位。
- 右手、左腿重复以上动作。
- 10次为1组，做2～3组。

（4）第四阶

动作要点：

- 站立位，让骨盆处于中立位。
- 保持腰部直立，上半身向前倾45°，向前伸直左手，同时向后伸直右腿。
- 收回左手、右腿，返回原位。
- 右手、左腿重复以上动作。

• 10次为1组，做2～3组。

（5）第五阶

动作要点：

• 站立位，让骨盆处于中立位。

• 保持腰部直立，上半身向前倾，几乎与地面平行，向前伸直左手，同时向后伸直右腿。

• 收回左手、右腿，返回原位。

• 右手、左腿重复以上动作。

• 10次为1组，做2～3组。

假如觉得以上动作还是比较简单，不妨加大运动量，如每天做4组，每组左右腿各15次。

（二）臀部肌肉强化运动

有的人可能会有疑问，明明只是腰部的问题，为什么还需要强化臀部的肌肉？首先，人是一个整体，当整体的某一部分出现问题时，另外一部分也会因此受到影响。在进行腰椎活动时，需要收缩发力的不仅仅只有腰椎的肌肉，还有臀部的肌肉。在弯腰、转腰、侧弯腰时，如果臀部力量不足，无法维持骨盆的稳定性，腰椎容易过度活动。过度活动便会增加椎间盘压力。例如，在向前弯腰的过程中，强壮的臀部肌肉会帮助控制腰椎平衡稳定，防止腰椎过度、过快向前弯。相反，如果臀部肌肉力量不足，不能配合腰椎活动，腰椎为了保持平衡很容易过度弯腰，从而增加了椎间盘的压力。

另一方面，臀部的力量不足，还容易导致不良体态的出现，如长短腿、骨盆前倾。不良体态同样会增加腰椎与骨盆的压力。例如，臀部力量不足导致骨盆前倾。骨盆处于前倾时，腰椎-髋骨的角度与腰椎曲度会增加，椎间盘后侧空间会变小，从而增加椎间盘后方的压力。这会直接增加椎间盘后侧的硬膜囊、血管、神经根与小关节的压力。

另外，如果经常久坐不运动，臀部肌肉强化会显得更加重要。这是因为随着智能手机和平板电脑的普及，越来越多的人倾向于一种静态的生活方式，即长期久坐、缺乏运动。长期久坐意味着臀部肌肉长时间处于休息状态。长期处于休息状态的臀部肌肉，通常会发生两个变化：①使肌肉拥有弹性的胶原蛋白水平逐渐下降，取而代之的是弹性较差的纤维组织，导致肌肉柔韧性下降，变得僵硬；②肌肉力量下降，变得虚弱，甚至逐渐忘记怎么收缩。即使站起来处于运动状态，臀部肌肉也仍然习惯处于休息状态。这两个变化让骨盆处于不稳定的状态中，会加剧腰椎压力。

应重视臀部肌肉的强化，不要以为腰的问题就只需要管理腰。有相关研究指出，腰椎稳定性运动与臀部强化运动配合，缓解慢性腰部疼痛的效果会更佳。

下面是常见的强化臀部肌肉力量的方法，主要以蚌形伸展为主。这个运动重点锻炼臀中肌，不仅有助于髋关节的外展和内旋，还具有纠正骨盆不对称、增加骨盆稳定性的作用。但如果你本身的臀部肌肉比较僵硬，建议在进行臀部肌肉强化运动后加入拉伸放松训练。

1. 蚌形伸展

（1）第一阶

动作要点：

- 侧卧收腹，手臂枕于头下。
- 大腿与身体中轴线呈45°，屈膝90°。

- 缓慢提起上面的膝盖，保持脚后跟并拢（呈蚌形）。
- 返回起始位置。
- 每组左右各10次，做2～3组。

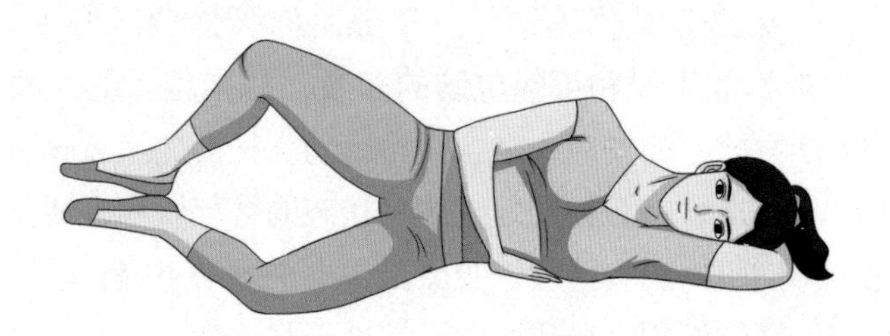

注意

运动过程中，速度需缓慢匀速，不能过快；同时，在提起膝盖的过程中，骨盆需保持稳定，不能前后晃动。

练习以上动作一段时间后，如果动作已经完成得非常标准，并希望加大难度的话可增加难度，进入第二阶段。

（2）第二阶

动作要点：

- 侧卧收腹，手臂枕于头下。
- 大腿与身体中轴线呈45°，屈膝90°。
- 踝关节并拢并离地约20cm。
- 在保持踝关节并拢离地20cm的情况下，提起上面的膝盖。
- 每组左右各10次，做2～3组。

注意

运动过程中，速度需缓慢匀速，不能过快；同时，在提起膝盖的过程中，骨盆需保持稳定，不能前后晃动。

（3）第三阶

动作要点：

- 侧卧收腹，手臂枕于头下。
- 大腿与身体中轴线呈45°，屈膝90°。
- 踝关节并拢并离地约20cm。
- 在保持踝关节并拢离地20cm的情况下，提起上面的膝盖。
- 保持骨盆稳定的情况下，向后伸直上方的腿。
- 每组左右各10次，做2～3组。

注意

运动过程中，速度需缓慢匀速，不能过快；同时，在提起膝盖的过程中，骨盆需保持稳定，不能前后晃动。

2. 俯卧臀部强化运动

动作要点：

- 俯卧位，单腿屈膝90°。
- 收紧臀部肌肉，保持单腿屈膝90°，大腿部向上抬升。
- 双腿重复以上动作10次。

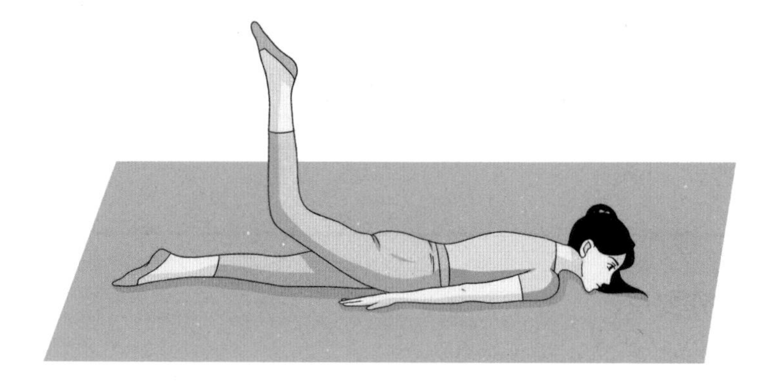

• 10次为1组，做2～3组。

注意

该运动重点强化的肌肉是臀大肌。运动过程中，需先收紧臀部肌肉；同时在提起膝盖的过程中，主要是臀部发力，腰部尽量保持稳定不晃动，缓慢匀速进行。

（三）腿部肌肉强化运动

腰椎病会影响腿部肌力，而腿部肌力不足会加剧椎间盘的磨损，这是一个恶性循环的过程。腰椎神经受压会导致腿部的肌力下降。腿部力量不足会影响下肢肌肉的发力模式，严重情况下会影响日常走路姿势。下肢不正常的发力模式与异常步态会增加腰椎的压力，加重椎间盘的磨损。例如，某些腰椎病患者腿部肌肉无力，导致需要腰臀部过度发力才能正常进行步行、蹲下、站立等活动。

这种肌肉力量下降并不会在神经受压缓解后就会立刻恢复。当神经压迫症状缓解后，随着神经功能的逐步恢复，进行腿部肌肉强化运动，有助于让恢复后的神经重新适应与控制肌肉收缩，改善下肢发力模式与异常步态的情况。而且，腰椎神经受压会影响到下肢肌肉正常的营养供应，严重时会出现肌肉萎缩。对于这种情况，更加需要进行腿部肌肉强化运动。大腿后侧与小腿后侧的肌肉经常会出现力量下降。

1. 腿部力量强化运动

动作要点：

• 单腿站立，屈左膝90°。

- 左腿腿部向上小幅度抬升。
- 返回原位。
- 换右腿重复上述动作。
- 10次为1组，做2～3组。

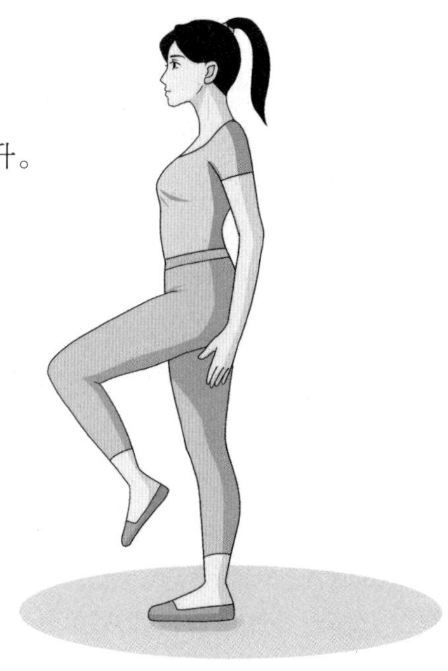

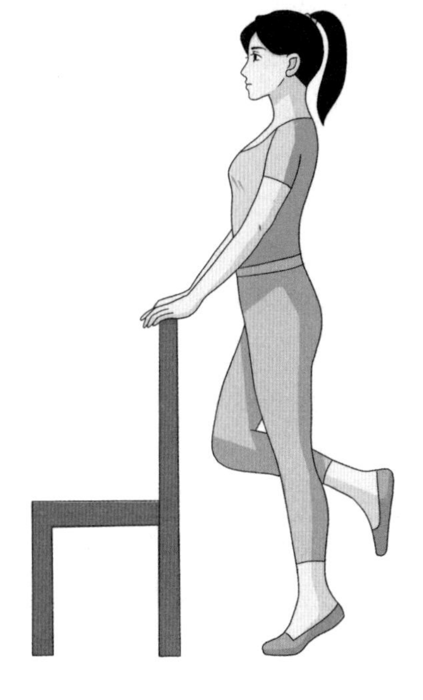

2. 单腿踮脚尖

动作要点：

• 单腿站立，踮起脚尖，右腿向后上抬起脚后跟。

- 返回原位。
- 换右腿重复上述动作。
- 10次为1组，做2～3组。

（四）功能性恢复训练

功能性恢复训练，可以理解为一种过渡阶段训练，目的是让患者能够安全过渡到正常的工作和生活中。它还可以让曾经的运动爱好者逐步恢复以往的运动爱好。

为什么还需要加入这种过渡阶段的训练？症状缓解后直接恢复以往的工作和生活状态，不可以吗？这主要是因为需要让恢复后的神经与椎间盘等组织去适应新的运动模式。疼痛是大脑发出的一种警报，可以帮助人们及时规避风险。如果没有进行这些功能性训练，有可能因为大脑发出错误警报，而经常性地出现疼痛。

其实，疼痛产生通常有两个原因，即大脑对身体的自我认知与自我保护。自我认知是指大脑的自我观察与自我评价。当腰椎间盘突出压迫神经时，弯腰、久坐、久站等活动会刺激神经，在这个时候，大脑对身体进行自我观察和评价后发现不能完成这些运动，大脑便会发出疼痛警报，让人停止这些运动以达到自我保护的目的，疼痛便因此而产生。

然而，如果长期处于这种弯腰加重疼痛的状态，大脑便开始得出经验：弯腰就会疼痛。长此以往则会出现这种现象：在开始弯腰之前，大脑便发出疼痛信号，帮助提前规避弯腰风险。这个时候，疼痛的产生主要是由于大脑对身体的自我认知。为了改变这种认知，就需要进行功能性恢复训练，让恢复后的神经与椎间盘重新适应新的运动模式，如重新恢复弯腰、后仰等运动。

下面是常见的功能性恢复训练，一般是在练习上述动作4～5周后介入。需要注意的是，功能性恢复训练需要在保持骨盆中立位的状态下进行，同时需在运动时提前收缩深层肌肉（腹横肌与多裂肌）。如此可提高脊椎的稳定性，减少脊椎的压力。（深层肌肉收缩方法与骨盆中立位保持方法，可参见前文。）

1. 功能恢复运动（腹部）

动作要点：

- 仰卧屈膝，膝盖分开与髋同宽。
- 首先收缩深层肌肉，腹部发力，用左手触摸右膝。
- 返回原位。
- 用右手触摸左膝，如此交替重复动作。
- 10次为1组，做2～3组。

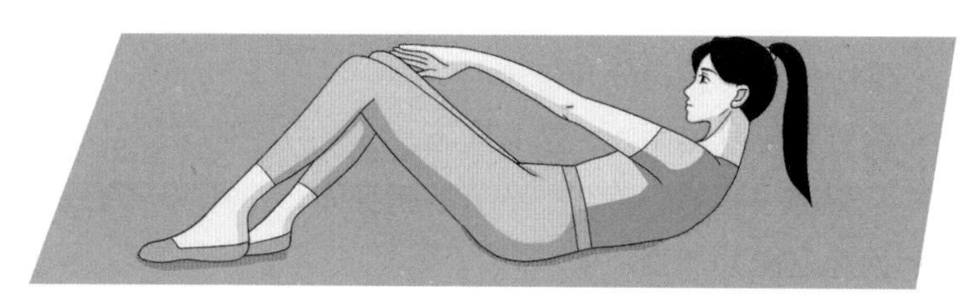

2. 仰卧桥型运动

动作要点：

- 仰卧屈膝，膝盖分开与髋同宽。
- 两臂置于身体两侧，掌心向下。
- 从臀部→腰部→背部一节节抬起身体，使其呈一直线。
- 从背部→腰部→臀部一节节放下身体，返回原位。

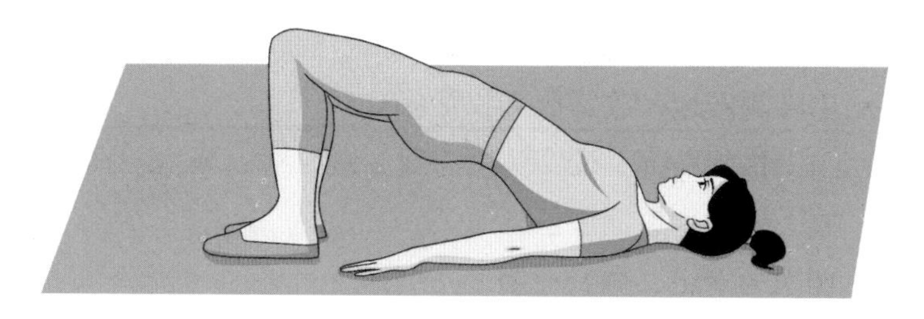

• 10次为1组，做2～3组。

注意

由于要求逐节抬起、放下身体，该运动不仅可以增加腰椎的控制力，还可以让腰部与臀部肌肉学会配合发力共同运动。因而，该运动的重点是学会“控制”。

增加难度版：

若感觉做起来毫无压力或者已经练习该动作1周时间了，可尝试单腿抬起增加难度。

• 仰卧屈膝，膝盖分开与髋同宽。

• 两臂置于身体两侧，掌心向下。

• 从臀部→腰部→背部一节节抬起身体，使其呈一直线。

• 抬起左腿并伸直。

• 放下左腿，从背部→腰部→臀部一节节放下身体，返回原位。

• 右腿重复此动作。

• 10次为1组，做2～3组。

3. 侧平板抬升运动

动作要点：

• 侧卧位，用手肘撑起上半身。

• 单脚侧着地，收紧腹部和臀部。

• 向上抬起臀部，使头、肩、背、腰、臀、腿呈一直线。

• 放下臀部，返回原位。

• 10次为一组，做2～3组。

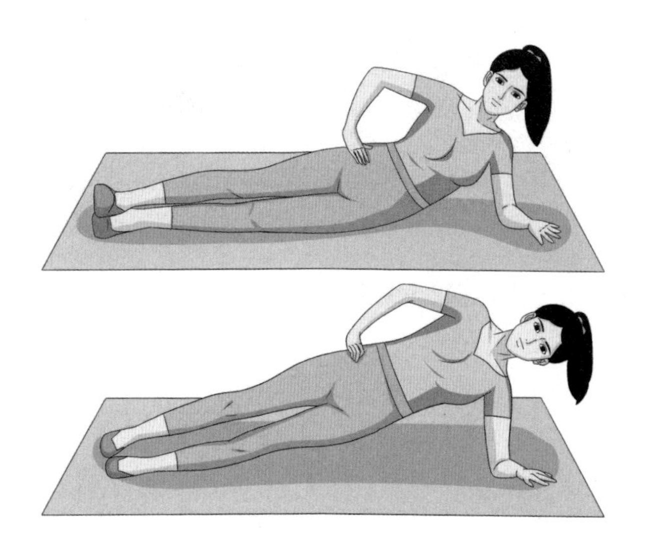

注意

若感觉该动作难度过大，会加重症状，可以改为屈膝进行侧平板抬升运动。

4. 超人式强化运动

腰椎生理曲度变直的患者，可以多做一下这个后伸运动，帮助恢复生理曲度。但是对于腰椎滑脱的患者，这个动作有可能会加重腰椎滑脱，应当注意避免该运动。

动作要点：

- 俯卧，膝盖分开与髋同宽。
- 两臂向前伸直，掌心向下。
- 收缩深层肌肉，背部发力，抬起左手、右腿。
- 慢慢放下左手、右腿，返回起始位置。
- 右手、左腿重复以上动作。

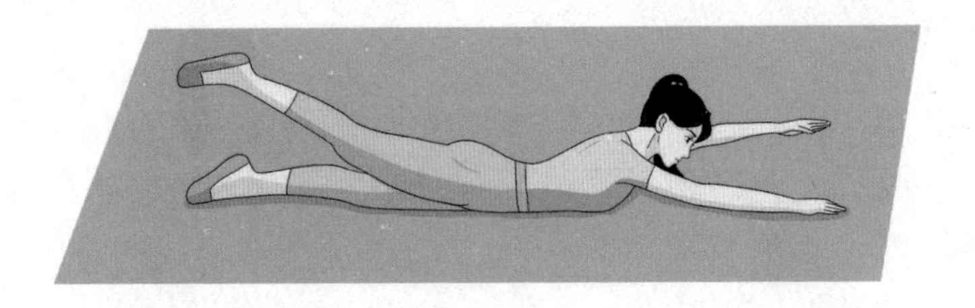

- 10次为一组，做2～3组。

注意

如果疼痛度较高，可减少用力及保持时间，并在中间稍作休息。

增加难度版：

当已经练习上述动作1周，可通过以下变化增加难度。

- 俯卧，膝盖分开与髋同宽。
- 两臂向前伸直，掌心向下。
- 手臂尽量向前伸展，腿部尽量向后拉伸。
- 同时抬起双臂与双腿，并尽量伸展。
- 保持5秒。
- 慢慢放下四肢，返回起始位置。
- 10次为一组，做2～3组。

5. 腰部旋转运动

动作要点：

- 站立位，双脚与肩同宽，膝盖轻微弯曲，两侧肩胛骨微微向中间夹。
- 保持伸直的手臂姿势（肘部伸展），同时抓住弹力带。
- 保持手臂在胸前伸展，抵抗阻力向右侧旋转。

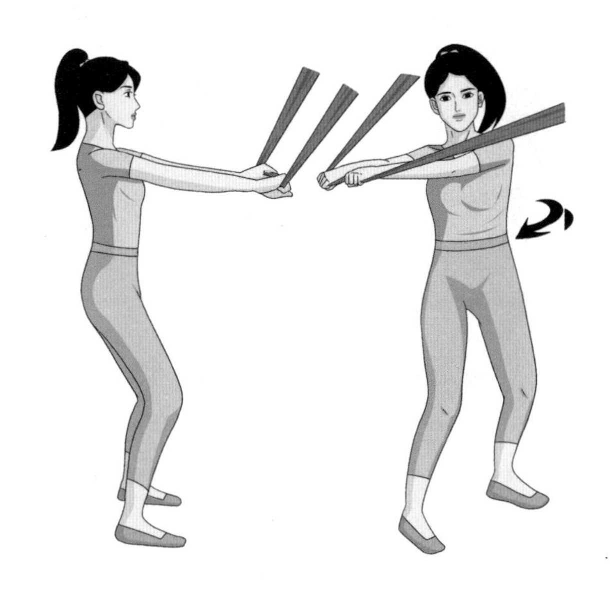

- 换一侧重复以上动作。
- 10次为一组，做2～3组。

注意

骨盆在运动时必须保持稳定。

6. 高尔夫旋转运动

动作要点：

• 站立位，双脚与肩同宽，膝盖轻微弯曲，两侧肩胛骨微微向中间夹。

• 左脚踩在弹力带上，保持腰背直立，抵抗阻力向右上方旋转。

• 重复10次后，换对侧进行。

• 左右各10次为一组，做2～3组。

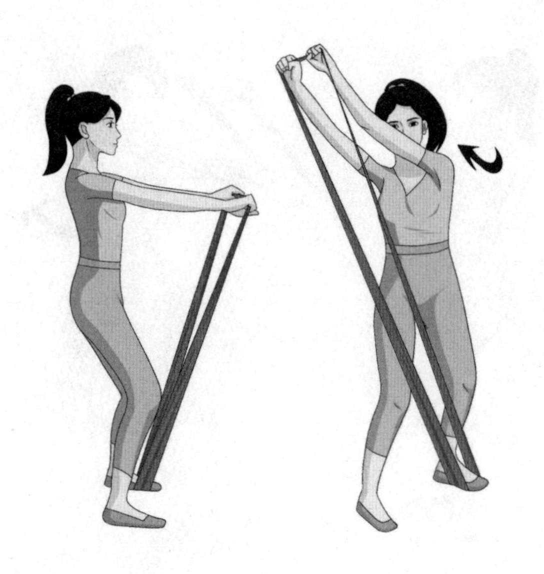

骨盆在运动时必须保持稳定。

小贴士

肌肉强化的三原则

“矩不正，不可为方；规不正，不可为圆。”要使肌肉强化运动科学有效，乱练一通是不行的。没有科学的原则指导，胡乱锻炼有加剧症状的风险。所以，为了肌肉强化运动行之有效，腰椎病患者需要认识肌肉强化的“三大原则”。

1. 超负荷原则

强化肌肉，就必须施加超过肌肉新陈代谢能力的负荷，也就是说需要挑战自己的一般限度。注意：并不是挑战极限。

例如，当已经可以轻易完成30秒的平板支撑，那么下一步可以挑战40秒的平板支撑。相反，如果在适应现有训练强度后，选择维持现有的强度，肌肉力量、耐力与控制协调能力等将会维持现状不再增加。

因此，建议在进行上述强化运动时，如果已经可以很轻易地完成一个动作，不妨挑战自己的一般限度，通过增加阻力（更换阻力更大的弹力带）、重复次数（每组10次增加为每组15次）、持续时间（需要保持10秒的动作可以增加为保持15秒）等增加运动强度。

2. 特异性原则

即根据运动的目的制订专门的运动方案。不同的运动方式带来的运动效果是不一样的。如果希望增加的是肌肉力量，那么需要更加注重运动阻力的逐渐增加，而不是运动次数的增加。如果希望增加的是肌肉耐力，那么需要更加注重运动次数的增加，比如低负荷多重复的运动，在最大阻力下尽可能多地重复运动。如果希望锻炼的是深层肌肉，那么运动的速度就不能太快。

建议从自身需求出发，不要盲目运动，否则不但浪费时间，而且也没有太大的效果。

3. 可逆性原则

即运动产生的效果是短暂的。意思是如果为了快速康复而在一段时间内积极运动，当症状缓解后又停止了运动锻炼，那么之前锻炼的肌肉力量与耐力是会逐渐下降的。通常，在停止这些需要肌肉克服外来阻力的运动后1周或2周内，肌肉力量与耐力就会开始出现下降。当这些肌肉强化的效果消失，症状就有可能复发。因而，建议当症状基本消失后，虽然可以不用每天都运动，但是可以保持每周或隔周150分钟的运动量。

能屈能伸，方见柔韧

一、为什么需要训练柔韧性？

柔韧性，是指一个特定的关节、多关节或一组肌肉群的活动范围。患腰椎病后，由于疼痛或者害怕疼痛，可能会逐步减少腰部活动。这会让关节和肌肉变得僵硬起来，让腰部的柔韧性下降。

如果长期处于柔韧性下降的状态，人的大脑就会习惯这种状态，渐渐地会把它当成正常的状态。当大脑认为“柔韧性下降”才是正常状态时，它便会认为“正常的柔韧性”是一种错误的、不正常的状态。此时，如果稍微增大活动范围，大脑会直接把它判断为不正常的状态，然后发出“疼痛”的信号去警告人不要继续运动。我们就会因为疼痛而减少运动，柔韧性会进一步下降，进入“疼痛—柔韧性下降—疼痛”的恶性循环。比如，对于长期不弯腰的人，稍稍弯腰就容易出现腰部的疼痛，而总不敢弯腰则会导致柔韧性进一步下降。

长期柔韧性不足，意味着肌肉会变得十分僵硬。柔韧性不足除了会影响大脑与肌肉，还会对神经造成刺激。因为肌肉本身不是孤立的组织，神经组织会穿行在肌肉之间。当肌肉处于放松状态时，附近的神经组织不会受到太多的压力。当肌肉处于收缩状态时，便会对神经施加压力。一旦肌肉变得僵硬，无法处于放松状态，就会对神经持续性施加压力。如此则会对神经造成损伤，从而表现出麻木、疼痛、无力等症状。也就是说，臀部疼痛，大小腿后侧疼痛、麻木等症状可能是肌肉紧张所导致的。这时如果只注重强化肌肉，忽略肌肉柔韧性的训练，很有可能会出现“康复运动无效”的情况。

肌肉的柔韧性与力量也密切相关。柔韧性不足会影响肌肉力量的发挥。肌肉是通过收缩的形式发力进行运动的。当柔韧性不足时，肌肉能够收缩的长度会变短，导致产生的力量变小，就会增加腰椎负荷。但是，柔韧性过强也会影响肌肉收缩，这就需要消耗更多的能量来维持关节的稳定，使得用于肌肉收缩的能量减少。

由此可见，人体需要有最佳的柔韧性。然而由于个体的差异，如何确定最佳柔韧性水平是没有统一标准的。可以通过一些简单的测试判断自己的柔韧性是否不足或过强。

二、如何测试自己的柔韧性?

（一）腰部柔韧性测试

腰部柔韧性直接关系到身体的活动范围。而有一部分肌肉（如髂腰肌）的柔韧性有可能会影响到骨盆的位置。骨盆的位置不正，就会影响腰椎间盘的受力而有可能加重腰椎病症状。

下面是腰部柔韧性测试，如果测试结果不理想，可以通过拉伸运动进行改善。

1. 屈曲柔韧性测试

测试方法：

- 仰卧位，屈曲双膝。
- 一手抱住固定膝盖，使其向胸部靠拢。
- 在此过程，需保持头部、颈部、肩部与上背部贴近地面。
- 直到腰部形成平缓的曲线，将一手放于尾骨处。

测试结果： 在尾骨与地板之间应该有大约4或5个手指宽度（约7.5～10cm），相当于弯腰到80°。小于该宽度意味着腰部屈曲柔韧性可能不足。

2. 伸展柔韧性测试

测试方法：

- 俯卧位，双腿伸直，与髋同宽。
- 保持髋骨接触地面，用双手撑起上半身。

测试结果： 能够舒适地完全伸直手臂，相当于腰部后仰50°的状态。若不能一直保持髋部接触地面的情况下完全伸直手臂，说明腰部后仰的柔韧性可能不足。

注意

若有腰椎滑脱，不应进行该测试。

3. 髂腰肌柔韧性测试

测试方法：

- 坐在床边，小腿应悬空于床外，双手抱住一侧膝关节，使其贴近腹部。
- 保持另一侧大腿贴近床面，屈膝90°，并使小腿悬空在床外，仰卧躺下。

测试结果：若大腿向上抬起，说明髂腰肌柔韧性不足。若悬空的小腿向前伸直，说明大腿前侧肌肉柔韧性不足。髂腰肌柔韧性不足有可能带来骨盆前倾的问题，从而增加椎间盘的压力；大腿前侧肌肉柔韧性不足，同时如果有股神经受压，就有可能产生大腿前侧的不适感。

（二）下肢柔韧性测试

腰椎病最经常压迫坐骨神经，坐骨神经从臀部的梨状肌穿过，分布在大腿后侧、小腿后侧。当这些区域的肌肉柔韧性不足时，会刺激到坐骨神经，加重腰椎病症状。下面是关于这些部位的柔韧性测试，如果测试结果不理想，可以通过拉伸运动进行改善。

1. 臀部梨状肌测试

测试方法：

- 坐于椅子上，并保持腰部直立。
- 测试腿搭在另一腿上，并保持屈膝90°。
- 一手拉着测试腿膝盖向对侧胸椎方向抬起。
- 同时，身体前倾并向测试腿一侧旋转。

测试结果：应该能够轻松地完成整个动作。若在第二步就无法或较难把测试腿部搭在另一条腿上，说明臀部肌肉可能过于紧张僵硬。若在第三步与第四步中出现臀部的疼痛或下肢的麻木，说明梨状肌可能过于紧张，甚至有可能有梨状肌综合征。

2. 大腿后侧肌肉测试

测试方法：

- 仰卧位，双腿屈膝90°，脚掌平放在地面。

• 然后双手抱起一侧大腿，使大腿与地面呈90°。

• 保持臀部不要离开地面，并尽量伸直膝关节。

测试结果：应该可以自然伸直腿部。如果无法完全伸直或者伸直过程中出现疼痛，说明大腿后侧肌肉（腘绳肌）较为僵硬。

3. 小腿后侧肌肉测试

测试方法：

• 准备一把尺子，请朋友或家人帮忙测量。

• 脱鞋，面向墙壁，双脚前后站立在墙壁前面，被测试腿在前，并保持大脚趾与墙壁的距离为6cm。

• 此时，慢慢弯曲被测试腿膝关节，并注意足跟的位置。

• 如果膝盖触碰到墙面的同时足跟能保持贴近地面，那么可逐渐往后移动被测试腿，直至足跟开始离开地面之前停下，并测量此时被测试腿大脚趾到墙壁的距离。

注意

测试时，被测试腿的膝盖、臀部与脚趾皆正对墙壁，三者与墙壁呈直线方向。

测试结果：小腿肌肉柔韧性的测试结果说明如下表所示。

小腿肌肉柔韧性的测试结果说明表　　单位：cm

过度僵硬	紧张僵硬	正常范围	过度柔软
< 6	6 ～ 9	10 ～ 12	> 12

如果测量结果小于9cm，即说明小腿肌肉柔韧性比较差，需要增加一些小腿肌肉的柔韧性锻炼；如果测量结果为10～12cm，表示小腿肌肉的柔韧性是比较好的；如果超过12cm，表示小腿肌肉

过于柔软，可能会影响到踝关节稳定性，需要加入小腿的力量性训练。

三、如何增加身体的柔韧性?

如果以上测试结果不理想，也不必过于担心。因为可以通过拉伸动作增加柔韧性。拉伸是用主动或者被动的方法将人体的软组织拉长，并且维持一段时间来感受软组织张力。拉伸可分为静态拉伸和动态拉伸。下面介绍腰部拉伸运动和下肢肌肉拉伸运动的具体方法。

(一)腰部拉伸运动

1. 腰部屈曲拉伸

动作要点:

• 仰卧位，双腿双脚并拢。

• 屈膝，双手抱膝，头部尽量向膝盖靠拢，使颈部到背部的脊椎有拉伸感。

• 保持该动作10～30秒，返回原位。

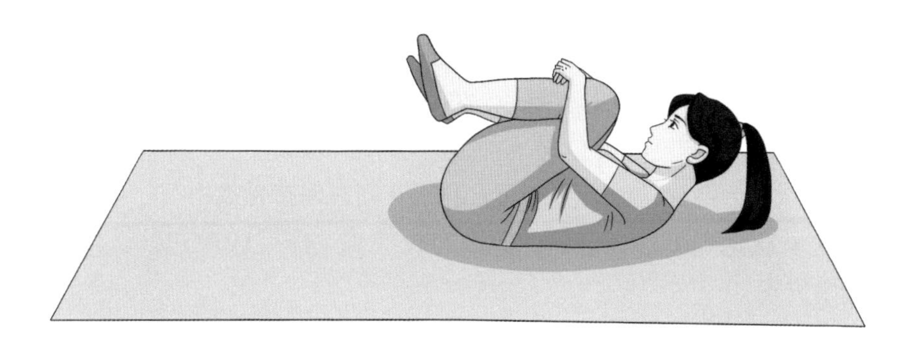

注意

如果疼痛度较高，可减小动作幅度与缩短保持时间，或者降低难度。降低此动作难度的方法是变为仅抱双腿，不抬起头部，或仅抱一条腿，不抬起头部。

有些人可能会有疑问，这不是弯腰的动作吗？这样不会对突出的椎间盘造成进一步损伤吗？这个问题的潜在意思是腰椎病就要杜绝弯腰动作。事实上，椎间盘没有想象中的那么脆弱。如果永远都不弯腰，会逐步让腰部柔韧性减小，反而容易出现肌肉关节僵硬感。

上述的腰部屈曲拉伸动作，是一个通过腿部屈曲带动腰椎屈曲的拉伸运动。此动作是仰卧进行拉伸，腰部受到的压力较小，这会比直接弯腰拉伸更加安全可控。对于腰部僵硬，尤其是向前弯腰受限或椎管狭窄的患者，它既可以伸展腰部肌肉，也可以增加椎管容积缓解椎管狭窄的症状。当然，如果在做这个动作时出现腰椎病症状，说明可能会对神经造成刺激，那就需要减小动作幅度与缩短保持时间，或暂时停止该动作。

2. 腰部旋转拉伸

动作要点：

- 仰卧位，右腿屈膝，并把右脚跨过左腿，置于左膝外侧。
- 左手放在右腿的膝盖处，右手伸直平放于地面。
- 保持上半身不动，右侧肩膀不要离开地面。
- 左手将右腿膝盖往地面方向压，同时保持骨盆不动。
- 感觉到腰部、臀部的肌肉有拉伸感，保持10～30秒，返回起始位置。
- 换另外一侧重复上述动作。

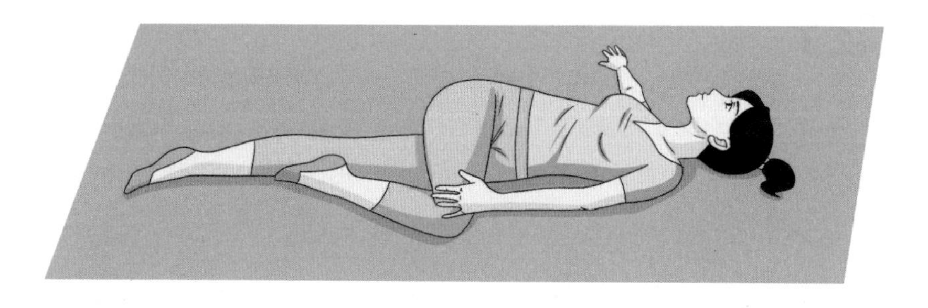

注意

如果疼痛度较高，可减小动作幅度与缩短保持时间，或者降低动作难度。降低此动作难度的方法是保持仰卧位，用腿部带动腰部，像钟摆一样左右小幅度缓慢摆动。

3. 腰部后仰拉伸

动作要点：

- 俯卧位，两臂置于身体两侧，掌心向下。
- 用手支撑身体从头部开始到臀部慢慢将身体抬离地面。
- 保持支撑10秒。
- 从臀部到头部慢慢逐节将身体放下返还原位。

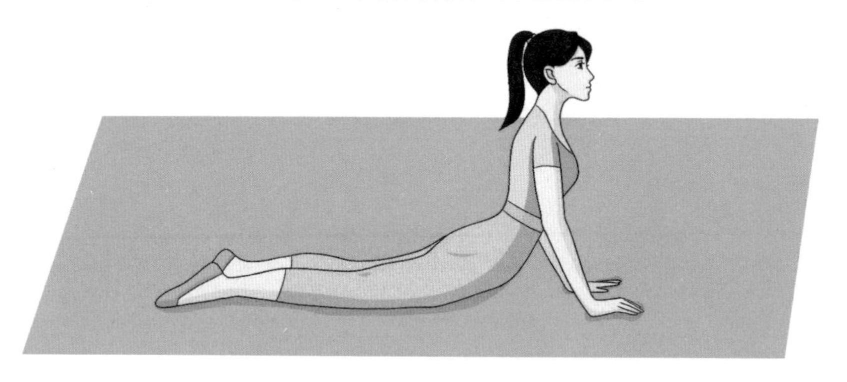

注意

如果疼痛度较高，可减小抬起幅度，并在动作之间进行休息。减小抬起幅度的方法是把全手支撑改为屈肘支撑，或者仅仅趴着，抬起头部看向天花板。如果有腰椎滑脱，不可进行该动作。

向后仰在一定程度上能够促使突出的腰椎间盘回纳，因为腰椎间盘的突出物质髓核，大部分由水分组成，具有随腰椎负重而移动的特点。当向后仰时，由于腰椎间盘后侧的压力增加，会促使突出物髓核向前移动。这样会减少椎间盘对后侧神经的刺激，从而缓解症状。相反，当向前弯腰时，在椎间盘压力的变化下，会促使突出物髓核向后移动，有可能加重症状。因此，我们会发现，做这个动作会感觉腰椎病症状得到缓解，但是停止该动作后，很快就又出现症状了。

4. 髂腰肌拉伸

动作要点：

- 单膝跪地，两膝均弯曲呈90°。
- 直立上半身，若姿势不稳定，也可在右侧放置凳子做支撑。

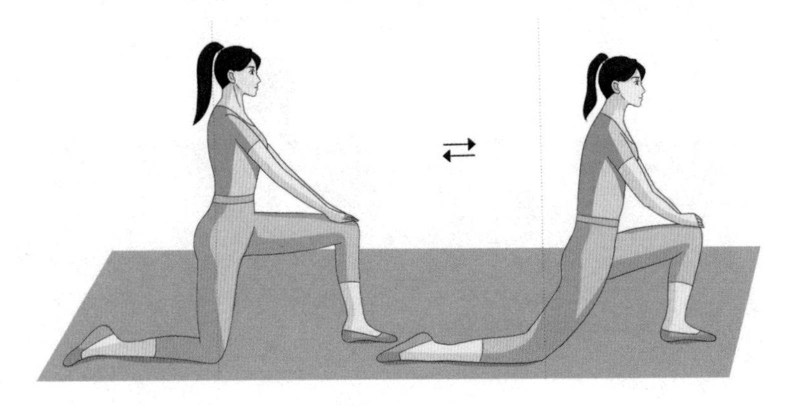

• 重心前移直到臀部有拉伸感。

• 保持该动作30秒，放松身体，返回原位。

• 之后，换腿重复上述动作。

注意

如果疼痛度较高，可以减少用力和缩短坚持的时间，并在动作之间稍作休息。

（二）下肢肌肉拉伸运动

由于每个人的情况不一样，以下拉伸运动，可以只拉伸有症状的腿。如果双腿柔韧性均不足，可进行双腿的拉伸。

1. 梨状肌拉伸

动作要点：

• 坐位，双腿伸直，两臂撑在身后。

• 直立腰背部，左腿跨过右腿并屈膝。

• 右手抱膝并向右侧身体方向牵拉，感觉到左侧臀部有拉伸感。

• 保持该动作10～30秒，放松身体，返回原位。

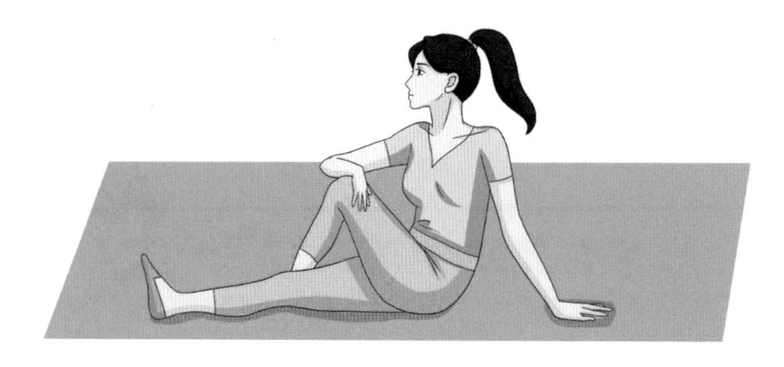

• 换另一侧重复以上动作。

注意

如果疼痛度较高，可减少用力，并在动作之间稍作休息。

2. 臀肌拉伸

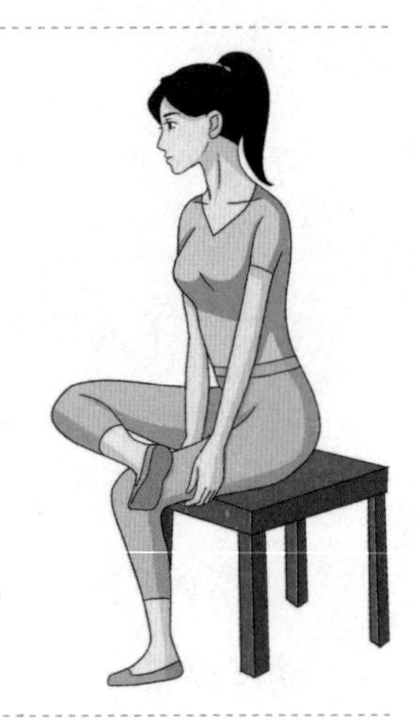

动作要点：

• 坐位，腰背挺直，右小腿搭在左大腿上，并屈右膝90°。

• 双手伸直抱着左侧大腿。

• 感觉到臀部有更深层的拉伸感，保持10～30秒，返回起始位置。

• 换另外一条腿重复动作。

注意

如果疼痛度较高，可减少用力，并在动作之间稍作休息。

3. 大腿前侧拉伸

动作要点：

• 俯卧位，右腿向后屈膝，右手抓着脚背。

• 使右腿脚跟尽可能触碰到臀部，感受到右侧大腿前侧的肌

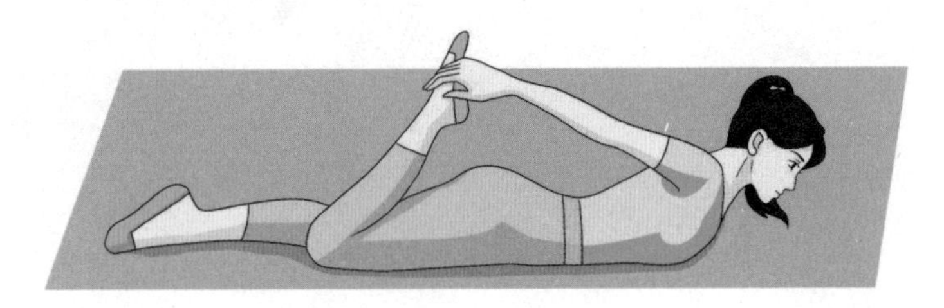

肉有拉伸感。

- 保持10～30秒，返回起始位置。
- 换另外一条腿重复动作。

注意

如果疼痛度较高，可减少用力，并在动作之间稍作休息。

4. 大腿后侧拉伸

动作要点：

- 仰卧屈膝，放松肩膀，使用弹力带钩住右脚底。
- 拉紧弹力带并向上抬起右脚，感到右大腿后侧有拉伸感即可。
- 保持呼吸并维持拉伸10～30秒。
- 慢慢将右腿放回地面。
- 换另外一条腿重复动作。

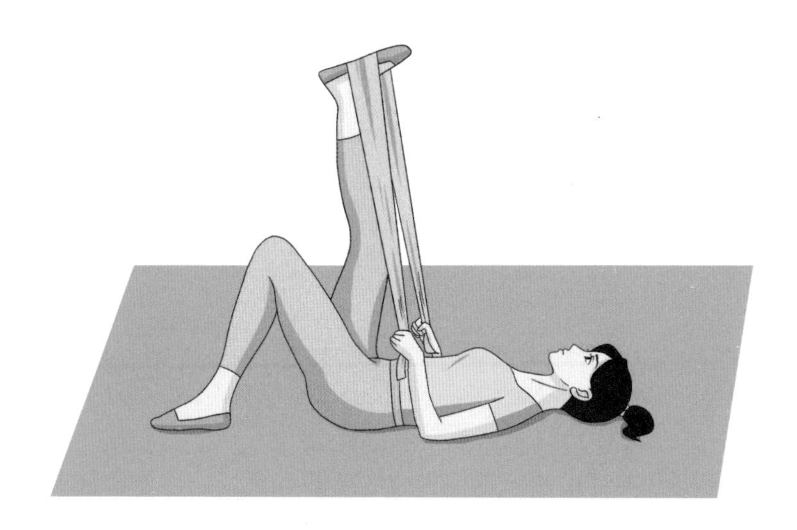

注意

（1）弹力带可用围巾代替。

（2）如果疼痛度较高，可降低抬腿高度和缩短动作保持时间，并在动作之间稍作休息。

对于部分神经敏感或腿部十分僵硬的人来说，可能稍稍抬腿就会出现腰椎病的症状。此时，可以改进这个动作：

• 坐位，把网球放在一侧大腿后疼痛处，身体轻轻往下压。

• 保持该压力缓慢让腿部向前伸直。

• 伸直屈膝10次后，把球放在大腿后侧的其他位置，重复以上动作。

5. 小腿后侧拉伸

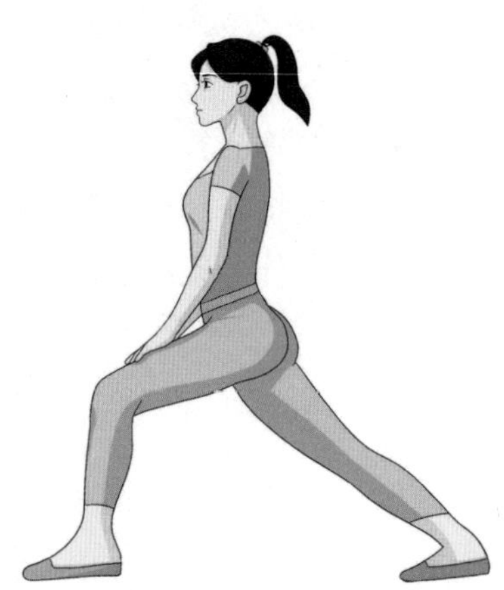

动作要点：

• 两腿保持前后站立。

• 前腿屈膝，身体往前倾拉伸后腿，直到后腿小腿后侧肌肉有拉伸感。

• 保持拉伸姿势10～30秒。

• 换另一侧重复动作。

注意

（1）后腿脚跟不可离地。

（2）如果疼痛度较高，可减少用力，并在动作之间稍作休息。

对于部分神经敏感或腿部十分僵硬的人来说，可能稍稍一拉伸就会出现腿麻、腿痛等症状。此时，可以先停止该动作，改为使用网球放松。

方法一：

- 仰卧位，无症状一侧的腿屈膝，把网球放在有症状那一侧的小腿后面，身体用力轻轻往下压。
- 保持该动作10秒后放松。
- 再把网球放在小腿后侧其他位置，重复以上动作。
- 网球也可用筋膜球代替。

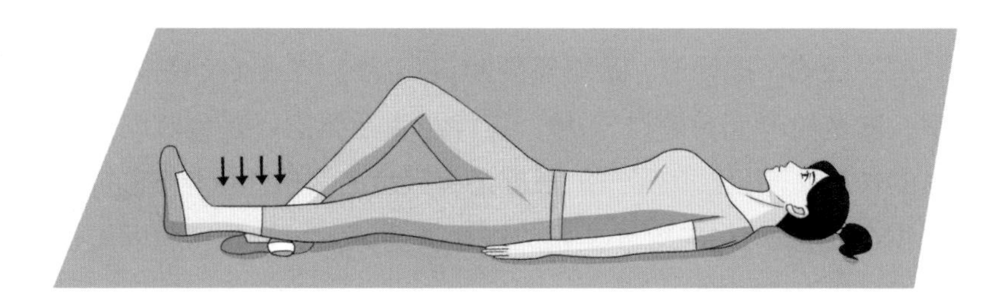

方法二：

- 仰卧位，把网球放在有症状那一侧的小腿后面，身体用力轻轻往下压。
- 保持压力前后摆动脚踝，使脚尖指向正前方或指向天花板。

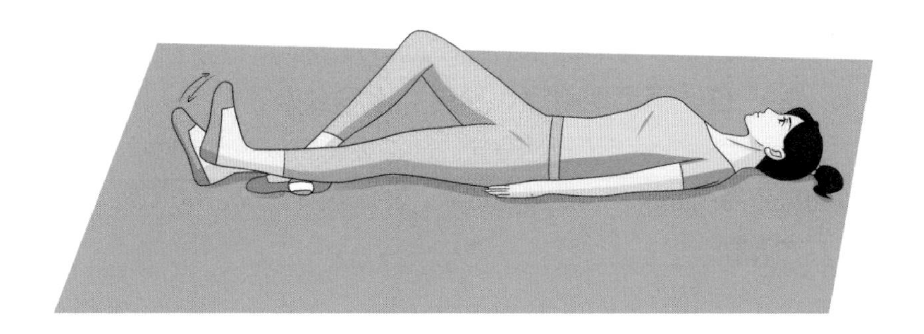

关于肌肉拉伸的常见问题

1. 痛感=拉伸感?

痛感不等于拉伸感。如果在拉伸时，出现该处肌肉的疼痛，那么有可能是拉伸过度，或是该处肌肉有问题。拉伸时有轻度拉伸感即可。

2. 拉伸时，一个动作维持越久越好吗?

不是的。拉伸时，最好不要超过30秒。由于肌肉是弹性组织，即使拉伸保持超过30秒，拉伸结束后肌肉还是会收缩回正常的长度。而且肌肉最长的长度是有限度的，拉伸保持5分钟不见得会比拉伸保持30秒让肌肉放松得更好。拉伸保持时间过长反而是在浪费时间。

拉伸的保持时间与重复次数取决于当前肌肉的状态。如果拉伸感较强烈，建议保持5 ~ 10秒，但可以增加重复次数以达到良好的拉伸效果，如可增加到一天3组，每组10次。如果拉伸感较轻微，建议保持20 ~ 30秒。同时可以减少重复次数避免过度拉伸，如可减少为一天4次。如果拉伸动作会导致症状出现或加重，那么需要降低动作的幅度与缩短保持的时间。

3. 一拉伸就出现腿痛、腿麻，该怎么办?

这可能与神经过于敏感有关。当神经比较敏感时，轻度的刺激就很容易引起腿痛、腿麻的症状。对于这种情况，可以通过以下方式缓解:

（1）降低拉伸的幅度与缩短保持时间。

（2）暂停拉伸，改成使用网球放松，如前述大腿、小腿的网球放松方式。

（3）暂停拉伸，改成神经伸展运动，降低神经敏感性（详见下节内容）。

做做伸展，降低敏感

一、神经敏感性及其产生原因

这里的敏感性主要是指神经系统感觉异常敏感的情况。神经具有让身体感受疼痛、麻木、冷热等功能。如果出现神经异常敏感的情况，神经对外界的刺激会更加敏感，通常表现出异常性疼痛与痛觉过敏两个特点。

异常性疼痛是指正常情况下不会引起疼痛的刺激，反而引起了疼痛。例如，当坐骨神经异常敏感时，用手简单触摸或轻轻按压坐骨神经支配的区域（臀部、大小腿后外侧），就会引起疼痛。

痛觉过敏是指原本应该是轻度的疼痛感被放大。例如，当坐骨神经异常敏感时，用手拍打左右两侧的臀部，患侧的疼痛感会更加明显。这是因为神经异常敏感把疼痛的感觉放大了。

对于腰椎病患者，神经敏感性的增加往往与椎间盘突出压迫神经或肌肉过于紧张、柔韧性不足，使神经长期受到压力等刺激有关。

神经与肌肉一样，在受到压力时，可以通过向两边延伸变形来缓冲压力，并且会启动自我保护机制。也就是说，为了避免压力进一步增加而造成损伤，神经会对接下来的压力变化变得更加敏感。最直观的比喻是，在没有腰椎病前，可以进行弯腰、跳跃等正常的活动，但是在出现腰椎病后，会对腰椎压力的增加非常敏感，稍稍弯腰或咳嗽就有可能表现出明显的腰痛、腿麻等症状。如果不加以解决，而是让神经长期处于异常敏感状态，很有可能导致慢性疼痛，让腰椎病症状一直持续，不能好转。如果尝试过多种运动方法（包括强化运动与拉伸运动）仍旧无法好转，不妨尝试后续的拉伸运动，降低神经异常的敏感性。

二、如何降低神经异常敏感性？

在进行拉伸运动前，需要简单了解一下原理，这对正确进行拉伸运动非常重要。

腰椎病的神经敏感性与神经长期受到压力有关。因而，降低神经异常敏感性，就需要减轻神经所受到的压力。

人体的神经系统有两个重要的特性。第一个特性是可活动性，即当我们在进行关节活动时，神经会跟着活动。第二个特性是连续性，即神经从大脑开始，经由脊髓，一直连续延展到四肢。这样大脑能够全面收集人体各个部位的信息，并及时给出反馈，同时这也意味着神经是会相互影响的。所以，在神经活动的过程中，神经受到的压力能够经由整个神经系统消散，从而缓解腰椎病症状。有研究证明，神经的活动能够有效缓解下肢放射性疼痛。

在神经活动的过程中，不仅能够减轻神经所受的压力，还会产生其他的影响。根据神经动力学的理论，神经在活动的过程中能够获取更多的营养物质与氧气，从而促进神经的恢复。当神经长时间受到压迫，神经的血流会受到限制，神经难以从血流中获取充足的氧气。神经组织虽然只占身体重量的2%，却会消耗身体20%的氧气，这说明神经是非常需要氧气的。如果神经不能获得充足的氧气，处于缺氧的神经便会产生麻木、疼痛的症状。例如，我们中午趴在桌子上睡觉，双手交叉支撑头部，醒来的时候由于神经长时间受到挤压而缺氧，很容易出现双手的麻木刺痛感。但是在活动关节后，麻木刺痛的感觉会很快消失。另外，神经的活动还具有预防或改善急性损伤、术后的神经粘连与减轻神经水肿的作用。在神经的活动过程中，可以减轻神经与周围组织的粘连，这有助于排出液体从而减轻神经水肿。

那么应该怎样通过活动神经降低敏感性呢?

活动神经大致可以分为两类，一是滑动活动，二是张力活动。滑动活动，可通过神经前后活动避免神经粘连，同时让神经的压力通过神经系统消散，降低神经敏感性。张力活动，可通过牵拉神经让其向两边延伸，既可以改变神经受力的情况，又能让神经重新适应压力，降低神经敏感性。

对于急性期或神经十分敏感的人群，推荐以滑动活动为主，先降低神经敏感性。在症状缓解后，可尝试张力活动，改变神经受力情况。对于恢复期，神经没有那么敏感的人群，推荐张力活动为主，让神经适应压力。这样可以减少在日常的活动中因压力增加导致症状加重的情况出现。

需要注意的是，过度的滑动或者施加张力，反而会增加神经的敏感性。所以，后续的所有运动要求每次进行不可超过10次。

三、常见的伸展运动

在腰椎病中，比较容易受影响的神经是坐骨神经与股神经。下面主要介绍两个伸展运动以降低神经敏感性。降低坐骨神经敏感性的伸展运动，适合于臀部、大小腿后外侧疼痛麻木；降低股神经敏感性的伸展运动适合于大腿前侧的疼痛麻木。

1. 坐位降低坐骨神经敏感性的伸展运动

动作要点：

• 端坐位，双手置于背后并握住。

• 尽量向前低头弯腰，伸直疼痛的腿，保持大腿和小腿伸直不动。

• 如果进行的是神经滑动活动，就在抬头的同时让脚尖朝向天花板，然后低头的同时让脚尖朝向前方，如此重复10次。

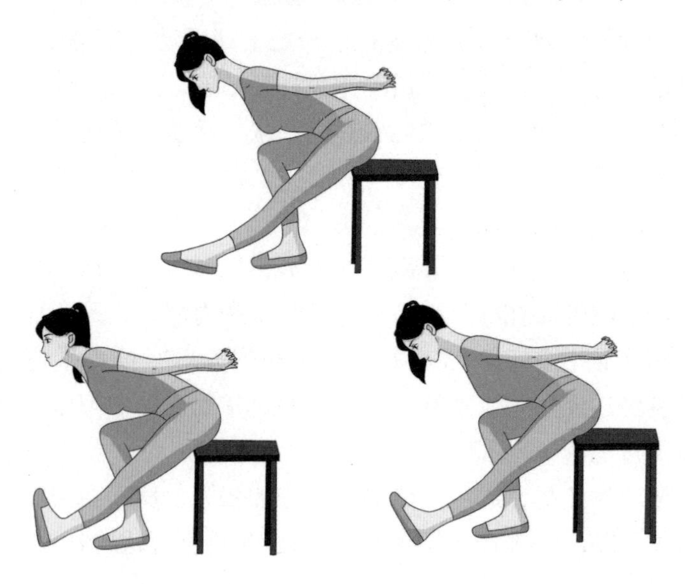

• 如果进行的是神经张力活动，维持低头的姿势，只做脚踝的前后摆动，如此上下摆动10次。

注意

此运动为神经拉伸运动，不可过度拉伸，每次拉伸不可超过10次。如果做这个动作有发麻、剧烈疼痛的症状出现，就说明需要减轻这个动作的难度，例如减轻脚踝的摆动幅度。如果这样还有症状的话，可以把踝关节的摆动改成膝关节的屈伸。

2. 俯卧位降低股神经敏感性的伸展运动

动作要点：

• 俯卧位，膝盖分开与髋同宽。

• 双手置于头部两侧。

• 如果要进行的是神经滑动活动，那么在抬起上半身的时候保持腿部不动；在放下上半身返回原位的同时让小腿向上，做屈膝的动作；如此重复10次。

• 如果要进行的是神经张力活动，那么在抬起上半身的时候让小腿上下运动，做伸直膝关节与屈曲膝关节的往返活动，如此重复10次。

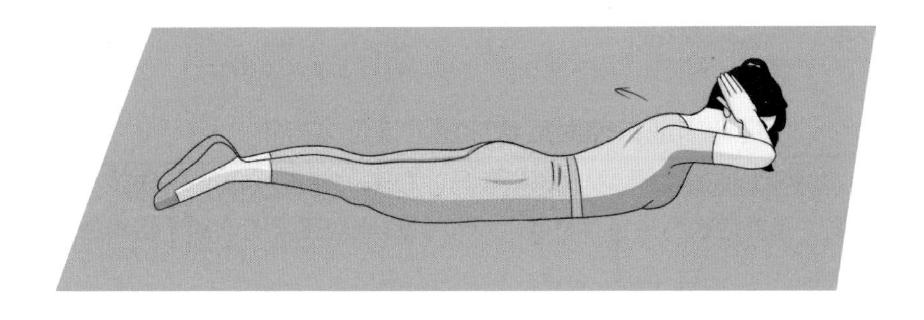

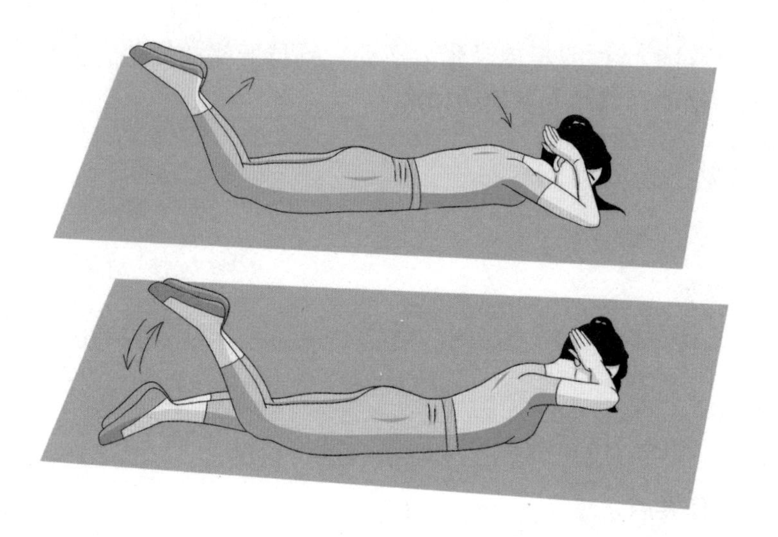

注意

做此运动时抬升及放下速度要均匀。同时，因为此运动为神经拉伸运动，因此不可过度拉伸，每次拉伸不可超过10次。如果腿部出现剧烈疼痛则避免抬头；疼痛度较高的话，可在动作之间稍作休息。如果有严重的腰椎滑脱，需避免该动作或把抬起上半身改为抬起头部。

关于拉伸降低神经敏感性的常见问题

1. 拉伸中或拉伸后症状加重，该怎么办?

对于神经比较敏感的人来说，如果拉伸中或拉伸后症状加重，只要症状不会持续到第二天，就是比较正常的。对于这种情况，建议减少动作难度。例如：

（1）如果是张力活动的拉伸，可以改为滑动拉伸。

（2）如果是滑动拉伸，可以减小动作幅度，如在坐位降低坐骨神经敏感性的伸展运动中，可以减小屈伸脚踝的幅度。

2. 没有出现腿部的疼痛或麻木，还要拉伸吗？

可以不用进行。这项拉伸运动主要是针对神经受压导致下肢疼痛或神经过于敏感的问题。若没有腿部症状，也可以不用拉伸。

合理运动，缓解症状

很多时候，腰椎病往往同时会伴随着其他问题，如椎体滑脱、腰肌劳损、椎管狭窄等。那么，这时的腰椎病患者能不能进行康复运动？下面就介绍如何通过康复运动缓解症状及运动方案的调整。

一、腰椎椎体滑脱

腰椎椎体滑脱，又称腰椎滑脱，主要指相邻两个椎体发生向前或向后的相对位移，但以椎体向前移动居多。对于轻度到中度腰椎滑脱的人群，康复运动具有缓解疼痛和改善活动功能的作用。

1. 康复运动的重点

腰椎滑脱会破坏腰椎的稳定性，因而，运动方案需要重点加入腰椎深层肌肉强化运动，以增强腰椎的稳定性。有研究发现，对比常规运动（游泳、散步等），腰椎稳定性运动（深层肌肉强化运动）在缓解疼痛与恢复活动功能上的作用要大得多。

人体具有一定程度的自我保护机制。当腰椎稳定性下降时，身体为了维持稳定会让臀部与大腿后侧的肌肉发挥更多的力量收缩，这很容易造成臀部与大腿后侧的肌肉僵硬紧绷。臀部与大腿后侧肌肉长期紧绷，会改变骨盆状态，影响下肢的运动模式，反而会加重腰椎的压力，形成一个恶性循环。因而，腰椎滑脱的运动方案尤其需要加入臀部与大腿后侧的拉伸运动。

另外，还可以从力学的角度出发，对于腰椎向前滑脱进行针对性的康复运动锻炼，其中比较常见的是仰卧骨盆后倾运动。仰卧骨盆后倾运动可以通过骨盆的转动去带动腰椎向后移动，可以让腰椎后侧的压力减少，一方面可以降低滑脱对后侧神经的刺激，缓解滑脱症状；另一方面在增加腰椎前侧的压力情况下，理论上可以促使向前滑脱的椎体向后移动。

动作要点：

- 仰卧屈膝，收缩腰腹部深层肌肉。
- 控制骨盆向后旋转（也可理解为收腹，让腰部向下贴近地面的动作）。
- 保持5～10秒，返回原位。

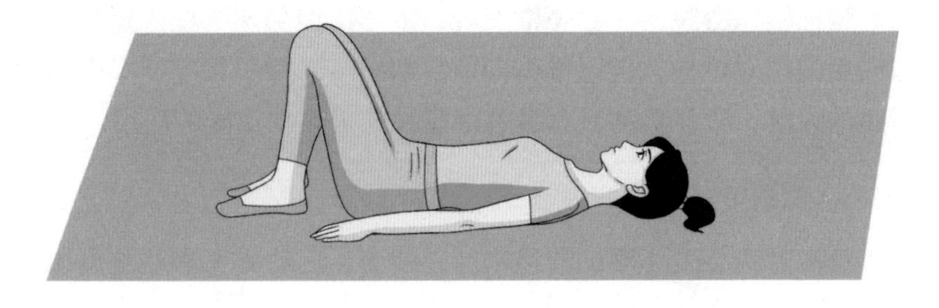

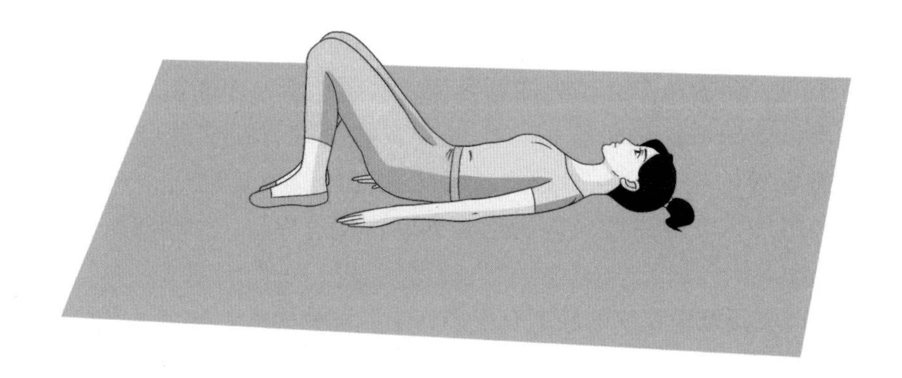

• 每天3组，每组10次。

注意

由于个体存在差异，对于部分人来说，该运动有可能会加重症状。若症状加重，可以通过降低运动幅度与缩短保持时间以减轻症状。若仍然加重，可暂停该运动。

2. 需特别避开的运动

当腰椎存在滑脱时，脊柱会变得不稳定，更加脆弱。因此，需要注意避免一些容易加重滑脱的运动。常见的运动主要有：

（1）举重，特别是动作不正确的举重，如弯腰举重。

（2）过度转腰或弯腰。

（3）高冲击运动，如跑步、打篮球等涉及跳跃的运动。

二、腰椎管狭窄

腰椎管狭窄是一种缓慢发展的疾病，初期没有对神经造成任何刺激的时候，可能不会产生任何症状。但是，如果不加以管理，它有可能在数年或数十年内逐步加重。进行康复运动时应注意，由于向后仰的动作会减少椎管容积，加重狭窄，而向前弯腰的动作可以帮助增加椎管容积，所以大多数腰椎管狭窄的患者会在向前弯腰的状态下更加舒适。因此在开始康复运动时，可以优先考虑加入安全系数较高的前弯腰动作缓解症状，如腰部屈曲拉伸运动。

造成腰椎管狭窄的原因有很多，主要可分为先天发育不良与后天退变两大类。后天退变的原因既可以是椎间盘突出向后挤压椎管，也可以是构成椎管的黄韧带变厚导致椎管容积减小，出现椎管狭窄。原因不同，运动方案自然也不一样。腰椎间盘突出导致的椎管狭窄，可以适当进行向后伸展的运动，腰部向后伸展可以增加椎间盘后侧的压力，起到促使突出物前移的作用。突出物前移，可以减少对后侧椎管的挤压，有利于增加腰椎管容积，缓解椎管狭窄的症状。这一类运动可以参考腰部后仰拉伸运动。

三、腰椎生理曲度变直

通常情况下，恢复腰椎生理曲度的运动包括腰部后仰、肌肉放松、深层肌肉强化三类运动。

腰部后仰运动是最直接的增加腰椎前凸，恢复生理曲度的动作。但腰椎生理曲度变直会伴有肌肉紧张痉挛、关节活动度降低等情况。而这些紧张的肌肉会对腰椎造成牵拉，影响恢复正常的生理曲度。因而，对于恢复腰椎生理曲度，除了进行一些腰部后仰的运动外，还需要放松紧张的肌肉，减少肌肉紧张对腰椎的牵拉。另外，强壮的腰椎深层肌肉具有帮助稳定腰椎、维持正确姿势的作用，在恢复生理曲度中也能够发挥重要的作用。

四、腰椎小关节退行性变

腰椎小关节的功能是引导腰椎活动，限制腰椎过度旋转与过度前弯腰。当腰椎小关节发生退行性变时，有可能导致两种截然不同的结果：一是无法引导腰椎顺畅活动，反而过度限制腰椎活动，导致腰椎活动受限；二是无法限制腰椎过度活动，使得腰椎稳定性下降，甚至有可能导致腰椎滑脱。

这两种不同的结果，会让运动方案侧重点变得不一样。对于活动受限，首先是缓解受限，恢复正常的活动。也就是说，需要进行较多的柔韧性训练。由于腰部后仰拉伸运动会让小关节受到较多的压力，在初期通常偏向选择进行腰部屈曲拉伸运动。对于腰椎失稳，首先是增加腰椎的稳定性。因而，在初期需要重点进行腰椎深层肌肉强化运动，而非进行柔韧性训练，以免加剧腰椎不稳。

五、骨盆前倾

骨盆前倾，简单理解就是骨盆前部下降，骨盆后部抬高。它的出现通常与肌肉间的不平衡有关。腰椎前方的髂腰肌、大腿前侧的股直肌与腰椎后侧的竖脊肌过度紧张，让骨盆前部向前转动。

同时，如果腹部前方的肌肉、骨盆后方的臀部肌肉与大腿后侧的腘绳肌力量下降，无法提供足够拉力以平衡骨盆前倾的力量，就很容易造成长期的骨盆前倾状态。因而，在运动方案上，通常会分为以下几类：

（1）舒展过度紧张的肌肉，如腰部屈曲拉伸、髂腰肌拉伸与大腿前侧拉伸运动。

（2）强化力量下降的肌肉，如深层肌肉强化运动、臀部肌肉强化运动与大腿后侧抬升运动。

（3）日常活动中，让大脑记住随时保持骨盆在中立位置。长期骨盆前倾状态，容易让骨盆忘记什么才是正确的位置。需要学习如何保持骨盆处于中立位。如果不能有意识地控制骨盆，无论这些运动做了多少，效果也是有限的。

六、腰肌劳损

腰肌劳损，是一种肌肉损伤，通常由腰部肌肉的过度使用或过度伸展导致。肌肉损伤时会出现炎症，带来以下变化：①当炎症影响到神经时，腰痛可能会辐射到臀部，但通常不会影响腿部；②炎症的出现有可能导致肌肉痉挛僵硬，从而影响到身体的活动范围。

由于上述的僵硬或疼痛，可能无法保持正常的姿势。因而，运动方案需要作以下调整：

（1）对于疼痛强烈者，短时间内卧床休息是可以的，但通常为1～3天。因为长时间的卧床休息会导致肌肉力量的下降，有可能加重肌肉僵硬，反而加重不适。

（2）对于疼痛较轻者，建议在疼痛可忍受范围内适当运动。运动能够加速血液循环，促进炎症的消散，如骑固定自行车、游泳、散步等有氧运动。在初期，可从低强度的深层肌肉强化运动与臀部肌肉强化运动开始。这些运动有利于减轻腰椎的负担，促进损伤部位的恢复。针对肌肉僵硬、活动范围受限的情况，可适当加入柔韧性拉伸运动，但是不能过度拉伸，有轻微拉伸感即可。因为腰肌劳损的肌肉会比较脆弱，过度的拉伸容易拉伤肌肉。

（3）学习科学的护腰知识，如搬重物的姿势、坐立或站立的姿势等。正确的姿势有利于减轻腰部肌肉负担，降低复发的概率。

若同时存在上述多个问题，最好在康复治疗师的指导下进行运动。存在多个问题意味着造成症状的原因可能会有多个，运动不当更容易加重症状。为了避免运动后的症状加重，需要在详细的评估后制订方案。

腰椎病五大好转征兆

腰椎病患者康复训练，是一个通过运动锻炼腰背肌肉，从而促进椎间盘和被压迫神经修复的过程。一般来说，肌肉的恢复期需要3个月，神经恢复时间则更长。所以，腰椎病患者的康复运动需要长期坚持。在康复过程中，腰椎病患者该如何自行判断腰椎病是否在好转呢？

请看下面的5个场景：

场景1：在康复运动前，腰椎病患者A的症状是大腿和小腿疼痛，无腰痛。但在康复训练3周后，大腿和小腿的疼痛减少了，但是却出现了腰痛。这种情况是属于好转还是恶化呢？

答案：腰椎病患者A的下肢疼痛减少，腰痛出现，这是腰椎病的疼痛范围由分散变集中的过程，是好转的表现。一般而言，腰椎病在恶化时，症状会随着时间的增加而越来越分散，例如由腰部疼痛扩散到下肢放射性疼痛。如果腰椎病疼痛的范围越来越小，逐渐集中在腰部，那么是在好转中。

场景2：在康复运动前，腰椎病患者B总是在步行15分钟时就出现腿麻。但康复训练3周后，腰椎病患者B可以步行30分钟才出现不适。这是好转的迹象吗?

答案：锻炼后，活动更长时间才会出现疼痛，说明腰背的肌肉力量逐步增强，使椎间盘承受的压力减少，更能适应步行时腰部的压力，说明腰椎病在好转。

场景3：康复训练前，腰椎病患者C的持续性腰痛让他非常痛苦。康复训练后，腰椎病患者C的持续性疼痛变成间歇性疼痛。这是腰椎病好转吧?

答案：是的。对于腰椎病患者，持续性的腰痛通常是由炎症引起的。而随着炎症的消退，疼痛的时间会逐渐减少。所以疼痛时间缩短，是腰椎病逐渐好转的表现。

场景4：康复训练前，腰椎病患者D每天都会痛1次。康复训练后，他的症状变成每隔一天痛1次。这是好转吗?

答案：疼痛的次数变少，证明腰椎病对生活的影响逐渐减小，说明腰椎病在逐渐好转，运动方案有效。

场景5：康复训练前，腰椎病患者E的腰痛总是痛得让他弯不下腰，疼痛程度有8分（0分表示没有疼痛，10分表示剧烈疼痛）。但是，康复锻炼后，他的疼痛程度变成了5分。这是腰椎病好转的迹象吗?

答案：是的。疼痛程度下降，说明腰椎病在好转。

综合来讲，有五大征兆可说明腰椎病正在好转：①疼痛从分散变集中。②疼痛时间缩短。③活动更长时间才会出现疼痛。④疼痛程度下降，可通过评分比较，分数变小，即是好转（0分表示没有疼痛，10分表示剧烈疼痛）。⑤通过运动测试腰部肌肉的力量变化，例如伸肌力量测试。每隔一段时间进行腰部伸肌力量测试，并记录动作保持时间。然后，对比前后时间，如时间变长，则表示腰背部肌肉力量在加强，康复运动有效。

卧床休息，适可而止

一、长期卧床的弊端

连续2周卧床休息，连续2个月卧床休息，这是很多腰椎病患者都做过或者正在做的事情，但是对于长期卧床休息的弊端，你知道多少呢？

适当的卧床休息适用于症状特别严重的腰椎病患者，例如剧烈的腰部和腿部疼痛、下肢无力等。适当的卧床休息可以减少日常活动产生的压力，减轻腰椎神经根受到的刺激，缓解腰椎病症状。但是不建议长期卧床休息，因为长期卧床存在以下弊端。

1. 影响椎间盘营养吸收，不利于康复

椎间盘的营养主要依靠血管的扩散作用获得。由于髓核的亲水性，椎间盘能够在压力的变化下吸收和排出水分，完成营养物质的吸收扩散与椎间盘代谢废物的排放，这是椎间盘主要的营养来源。

由于吸水（获取营养）与排水（排出代谢废物）的过程是在压力变化中发生的，如果选择长期卧床，缺乏运动，那么椎间盘缺少压力的变化，就难以完成椎间盘的营养吸收和代谢物排出。这就有可能影响椎间盘营养吸收，减慢康复进程。

2. 导致肌肉萎缩，肌肉力量和耐力下降

长期卧床缺乏运动，肌肉就长期处于相对静止的状态。没有积极收缩的肌肉，肌肉力量会以每周约12%的速度快速下降。绝对卧床休息3～5周之后，正常肌肉力量几乎会下降50%。

3. 导致肌肉、关节、韧带和肌腱发生挛缩

挛缩是指负责身体运动的相关肌肉、关节、韧带和肌腱等组织的活动范围减少和受限。即便是日常的8小时睡眠，也有可能会导致在起床时出现腰背肌肉僵硬等情况，这时只要练习一些简单的腰背拉伸运动即可缓解。而长期卧床休息缺乏运动，肌肉的收缩减少，会导致肌肉和关节等组织发生更加严重的挛缩。

4. 可能会导致骨质疏松症

因为骨骼生长和骨密度大小取决于施加在骨上的力，而关节软骨主要依靠承受压力来进行营养物质交换。如果关节长期不承受压力，关节软骨便会营养不良，从而造成软骨变性和关节功能障碍。卧床静养时，对腰椎的外力作用急剧减少，其骨关节将会营养不良，骨骼生长放缓，骨密度亦会下降，容易导致骨质疏松。

5. 引起压疮

长期卧床会使背部、腰骶部等部位的皮肤长期受压，发生持续缺血、缺氧、营养不良而致组织溃烂坏死。受压的时间越长，产生

压疮的可能性就越大。

6. 可能会损坏自尊心和身体形象

长期卧床休息，由于疏于打理，影响个人形象。卧床休息的空闲时间太多，容易胡思乱想，以往积极的心态慢慢被消磨。加之疼痛的折磨、失业、越来越依赖家人等，可能导致自尊心受损。

7. 容易导致营养不良和便秘

长期的绝对卧床休息，可能会引起肠黏膜和腺体发生萎缩，从而降低营养的吸收。另外，由于肠道的蠕动减少，腹部和盆底肌的力量变弱，可能会引起便秘。

二、何时适合开始运动

在腰椎病急性期，一般建议患者卧床休息不超过1周。有研究指出，3天和7天的卧床休息对腰痛的疼痛度和身体功能的改善效果是相似的。所以，考虑到长期卧床对身体的各种不良影响，腰椎病患者应尽量限制自己的卧床时间。

另有研究指出，在疼痛可承受的范围内进行腰背伸展运动和持续的普通活动有利于缩短腰痛急性期的疼痛时间、减轻疼痛程度、增加腰部活动范围和活动能力。也就是说，在急性期，腰椎病患者可以在疼痛能承受的范围内维持正常的日常活动。同时，也可以在疼痛可承受的范围内有针对性地开始简单的腰部康复运动。这都有利于腰椎病康复。

在急性期，如果症状没有严重到无法下床，那么第一天就可以开始尝试一些简单的康复运动，例如仰卧骨盆转动运动，并逐步增加动作难度。

如果症状特别严重，应该考虑卧床休息。但在卧床期间，不应该停止所有的活动，而应在可承受的疼痛范围内做动动腿、伸伸手、上厕所、下床走动等轻微活动，自己能动手做的事情，绝不求助他人，尽量保证卧床期间有适当的身体活动。

术前和术后的康复运动攻略

一般情况下，康复运动可以有效缓解腰椎病症状，但是有时保守治疗并不能帮助腰椎病患者完全有效地缓解疼痛。这时，腰椎病患者可能需要手术干预，例如，突出物压迫马尾神经引起大小便失禁。但值得注意的是，即使是手术治疗，在术前和术后进行康复运动对于术后快速恢复也是非常有帮助的。

一、术前和术后康复运动的益处

术后的恢复很大程度上取决于手术前的健康状况和活动水平。如果在术前，肌肉力量或柔韧性等都较弱，那么它们在术后也不会立刻变好。因为腰椎病手术主要是对破坏的椎间盘进行处理，并不会让肌肉力量、柔韧性等好起来。同理，如果肌肉在手术前就足够强壮，那么术后恢复能力将会更强。可以说，术前康复运动是为了术后能够更快地恢复，有利于缩短术后住院时间，减轻经济压力。

无论是微创手术还是开放性大手术，都需要在身体上开孔让手术器械进入椎间盘突出位置，这就不可避免地会对椎间盘周围肌肉等组织造成损伤。这些损伤会直接影响到脊柱的稳定性，增加椎间盘的压力，减缓恢复速度。这时，或许大家可能想：卧床休息等着肌肉恢复不就可以了吗？事实上，长期的卧床休息容易导致关节僵硬、肌力下降等情况，更不利于康复。术后进行科学的康复运动有利于解决这些问题。有研究证明，术后进行康复运动会更快地减少疼痛，改善活动功能障碍。也暂无研究说明术后康复会造成二次手术。简单来说，术后康复运动是安全有效的，能够让人更快地恢复正常工作生活。

二、如何进行术前康复运动?

对于术前，一般情况下建议进行为期6周的康复运动。若有特殊情况，如出现紧急的马尾神经损伤症状，那么可以跳过术前康复运动，立刻开始手术，手术后进行康复运动即可。术前康复运动的重点是强化腰部肌肉力量，加快术后的恢复能力。如存在活动受限等问题，可在康复治疗师指导下加入提高柔韧性的运动。

三、如何进行术后康复运动?

术后康复的开始时间取决于手术类型与术后的状态。有少量研究证据支持在疼痛可承受范围内，进行术后康复运动越早，康复效果越好。当然，如果有感染或出血过多等术后并发症，那么可能需要等待一段时间。虽然说术后康复是安全的，但是为了避免症状加重，早期的术后康复需要得到医生的许可，并且要在康复治疗师的监督和建议下进行。根据对腰椎的保护程度，可以把术后康复运动分为三个阶段：最大保护期、中度保护期与最小保护期。

（一）最大保护期

康复目标：预防并发症，如神经根粘连、下肢肌肉萎缩、下肢深静脉血栓、压疮等。

这个阶段基本在术后1～2周内，重点在于预防并发症，而非强化腰部肌肉。由于长期卧床会产生肌肉萎缩、下肢深静脉血栓等风险，早期康复运动通常是鼓励患者下床行走或仰卧姿势下进行简单运动。通常情况下，对于微创手术患者，24小时后可下床行走；对于开放性手术患者，可能需要2～3天后下床行走。温和的运动主要是指腰部以外关节的活动，如脚跟前后滑动、臀部肌肉的等长收缩。

1. 脚跟前后滑动

动作要点：

- 仰卧屈膝，双腿分开与髋同宽。
- 两臂置于身体两侧，掌心向下。
- 收腹，肩膀贴地。
- 滑动左腿脚跟直至腿部贴到地面，滑动左腿脚跟回到起始位置。
- 右腿重复动作。
- 重复10次。

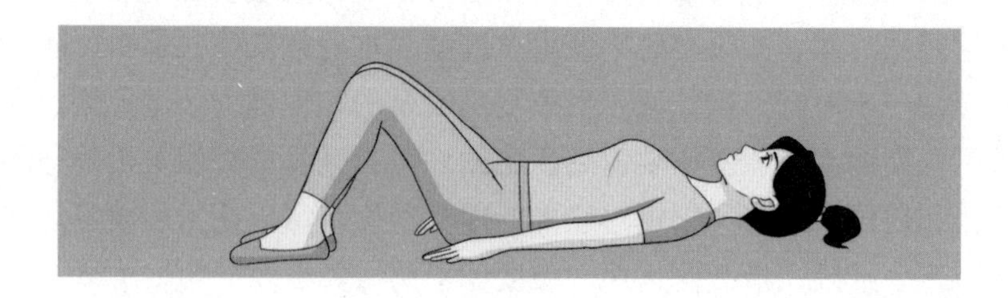

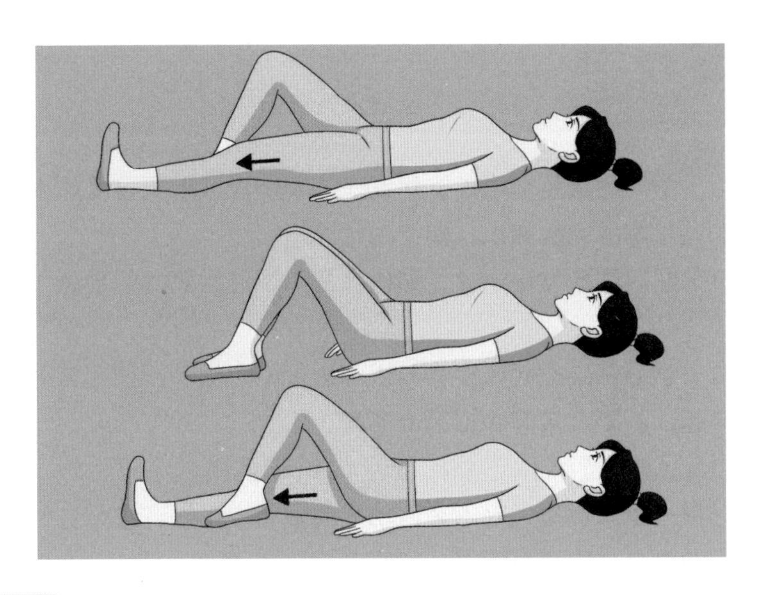

注意

如果疼痛度较高，可在动作之间稍作休息。

2. 臀部肌肉的等长收缩

动作要点：

- 仰卧位，控制臀部肌肉收缩并保持10秒。
- 可把双手放在臀部下感受臀部收缩。
- 重复10次。

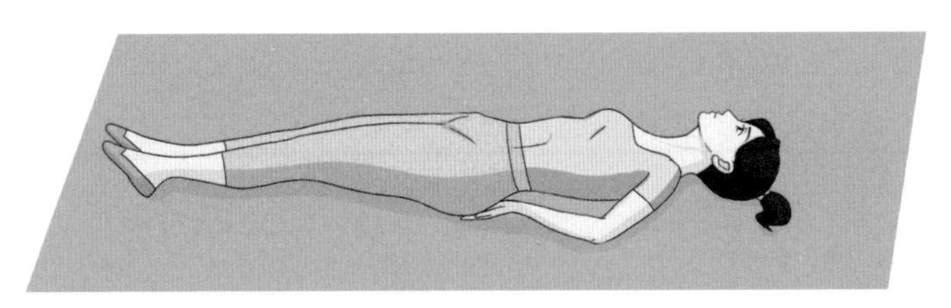

注意

如果疼痛度较高，可在动作之间稍作休息。

除了常规的康复运动外，建议在这个阶段或者更早（如术前），学习一些基本的康复知识，如：

（1）学习注意发炎迹象，如伤口处出现红肿热痛的现象需及时汇报。

（2）学会正确的起床姿势与正确进行床上活动，如起床时最好侧卧撑起，不要直接仰卧抬起上半身。

（3）术后3个月内不要抬超过4.5kg的重物。除此之外，外科医生会根据手术类型，嘱咐其他动作的限制。比如，进行过椎板切除手术的患者，需避免腰部过度伸直。

（二）中度保护期

康复目标：强化腰背部肌肉，逐步减轻症状，恢复正常腰部活动范围。

如果前一阶段的康复效果良好，未出现并发症等情况，可开始缓慢强化腰背部与臀部肌肉，具体可参考肌肉强化运动的内容。同时，建议把一些强度稍高的运动放在手术4周后，如“剪刀腿”系列运动第四阶。另外，腰椎病的症状不一定在手术结束后就会立刻消失。如果仍旧存在腿部麻木的情况，可根据康复治疗师的判断，适当加入神经伸展运动。但为了达到最理想的康复，必须谨遵医生嘱咐，在康复治疗师的指导下进行。

（三）最小保护期

如果前几阶段恢复良好，肌肉力量、活动范围均在治疗师评估下已达标，此时可以开始腰部的功能训练。这个阶段会锻炼到比较大的肌肉群，更注重于锻炼对日常生活活动影响较大的核心肌肉群，如侧平板支撑、平板支撑。另外，如果是术后6个月的患者，手术切口基本已经愈合，康复运动的方案与未进行手术治疗的患者并无太大的差别。

康复运动的小疑惑

一、没有症状了，还需要康复运动吗？

需要。为了避免症状的复发，需要养成长期运动的习惯。

本章中提到过一个肌肉强化的原则——可逆性原则。运动产生的效果是短暂的。当停止运动后，之前强化的肌肉力量与耐力会逐步下降。况且，运动的作用不仅仅在于保护腰椎健康，对降低其他疾病（包括癌症）的风险也有作用。有研究证实，定期运动可以把结肠癌风险降低50%，乳腺癌风险降低20%～40%。

因而，当症状基本消失后，推荐保持每周或每隔一周150分钟的运动量。当然，运动不局限于康复，也可以根据自己的爱好选择游泳、打羽毛球等。

当症状基本消失，已经重返正常的工作、生活状态，此时进行康复运动的目的是维持运动效果，避免腰椎病复发。

康复以后的运动应该包括以下三方面：

（1）掌握安全动作与姿势控制　例如，搬重物的正确姿势；正确的坐姿、站姿。在工作生活中控制骨盆保持在中立位。记得随时收缩深层肌肉。

（2）每周1～2次的柔韧性训练　即便经过一段时间的康复运动肌肉已经变得柔软起来，但若是停止拉伸恢复到不运动的状态，肌肉又会逐渐变得僵硬。因此，可以根据柔韧性测试结果，针对不太柔韧的肌肉进行拉伸。由于肌肉可能恢复到了比较健康的状态，可以把拉伸时间增加为保持20～30秒，重复1～2次即可。

（3）每周3～4次的肌肉训练　肌肉的强化不仅是力量的提升，还包括肌肉耐力、肌肉爆发力与稳定性的提升。可以根据自己的需求进行对应的训练。例如，一段时间的康复运动后，已经能够恢复久坐2～3小时无疼痛的状态，但是工作结束后依旧会觉得腰部有明显的疲劳发酸的感觉。此时，可以专门针对肌肉耐力进行低负荷高重复的训练，把深层肌肉强化运动或臀部肌肉强化运动的单次重复次数增加到20次或以上。如果在进行重复性动作（如长时间步行）后，更加容易出现身体疲劳，那么可以加入有氧运动增强体能（如慢跑、快走、游泳等）。如果有打篮球、踢足球等运动爱好，还可以加入专门的肌肉爆发力训练，即短时间高重复的往返动作，如快速高抬腿、折返跑、左右跳跃都可以。如果觉得腰部的控制力与稳定性还是不够好，可以加入专门的控制力与稳定性的训练，即在不平稳状态下进行训练，如单腿站立状态下进行抗阻的转腰运动。

腰椎病康复后可以跑步吗？

腰椎病后能不能跑步，取决于腰椎病患者的身体状况。

如果腰部疼痛、腿麻、下肢无力等症状基本消失，那么腰椎病患者可以开始尝试慢跑10分钟，但必须注意跑步的姿势要正确。如果第二天没有症状加重的现象出现，那么就可以继续尝试，逐渐加量。

如果疼痛、下肢无力、腿麻等腰椎病症状明显，不建议腰椎病患者尝试跑步，而是应该以缓解疼痛、腿麻为主要目标进行康复运动。因为在跑步过程中产生的跑步冲击力可能会加重腰椎病的症状。主要表现在：

① 由于双脚交替与地面接触，会给腰部带来冲击，此时如果腰部的肌肉力量不够强，易使突出物刺激到神经根，引起甚至加重腰椎病症状。

② 由于一侧或双侧的腰痛、腿麻等症状，腰椎病患者身体易形成自我保护模式，导致跑步的姿势异常，易引起膝盖疼痛等运动损伤。比如，一侧腿麻，跑步时易使身体为了少用麻木的腿，而使身体重心偏向另一侧，导致两侧负重不平衡。

二、疼痛期能否运动?

如果疼痛期一直卧床休息，容易导致肌肉萎缩与骨质疏松，会让已经突出的腰椎间盘雪上加霜。而在疼痛期坚持适当的特定运动对腰椎的康复反而是有利无害的，但是需要在疼痛可承受范围内进行运动。

在疼痛期，通过特定的低负荷运动可以：①加快腰椎病患者患处的血液循环，促进炎症因子消散，进而缓解腰部疼痛；②增强腰背深层核心肌肉的力量，减少脊柱的压力，相应减少腰椎间盘突出对邻近神经根的刺激和压迫，从而缓解疼痛；③通过促进神经在椎管内的活动，降低神经张力，从而缓解下肢麻木的症状。

注意

如搬重物或打篮球等会严重压迫或牵拉到腰背部的强烈运动是不适合在疼痛期做的。

三、运动后症状加重了怎么办？

运动后症状加重有以下几种情况：①运动动作难度太大，勉强完成反而加重疼痛；②运动动作不够规范；③运动量太大，超出身体承受范围，身体无法适应而加重疼痛。

运动后症状加重应该及时调整运动方案，降低动作的难度，规范动作，调整到合适的运动量。若调整方案后仍旧会加重症状，那么建议寻求专业医务人员的帮助，在康复治疗师的指导下进行运动。

四、腰椎病患者能不能吊单杠？

目前并没有相关的研究可论证吊单杠对腰椎病康复的有效性。

吊单杠时腰椎病患者可以通过自身的重力作用使身体下沉，达到拉伸腰背肌肉与减轻椎间盘压力的效果，有可能会达到缓解腰椎病症状的效果。所以，如果腰椎病患者吊单杠之后感觉非常舒适，并能减轻腰椎病症状，那么可以继续练习。但如果腰椎病患者吊单杠之后感觉疼痛，并且腰椎病症状加重，那么该动作可能不适合现阶段的症状，建议立刻停止练习，以减少腰椎病症状加剧的风险。每个腰椎病患者的症状不同，骨骼肌肉的状态不一样，所需要的康复动作、锻炼强弱可能也有所不同。

五、“小燕飞”、爬行有效吗？

1.“小燕飞”

“小燕飞”为经典腰背肌锻炼方式。俯卧床上，双臂放于身体两侧，双腿伸直，然后将头、上肢和下肢用力向上抬起，尽量离开床面，不要使肘和膝关节屈曲，要始终保持伸直，如燕子飞行状，维持1～2分钟，还原。每天可锻炼两组，每组20～40次。

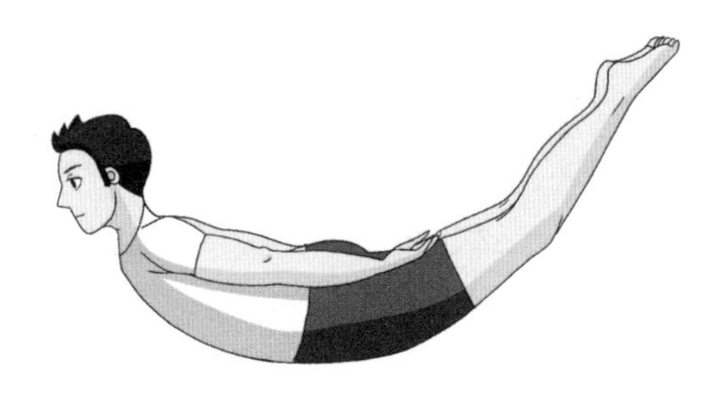

“小燕飞”要求尽可能抬起上半身，具有锻炼腰部肌肉力量的效果。但是对部分人群来说，负面作用一样会很大，例如：

（1）对于腰部力量弱的腰椎病患者，这个动作要求尽可能抬起上半身，反而容易因为增加腰椎负荷，而加重症状。另外，肌肉的强化需要从深层肌肉开始，并且需要根据自己的情况循序渐进。

（2）对于伴有椎管狭窄的腰椎病人群，大幅度后仰伸展会减少椎管容积，也容易加重症状。

（3）对于伴有腰椎滑脱的腰椎病人群，腰部后仰动作有加重滑脱的风险。

总的来说，这个动作并不适合所有人。建议把该动作放在康复运动后期进行。当然，若是会加重症状，则需要停止该动作。

2. 爬行

目前对于爬行的科学研究资料少之又少，没有找到可信度高的依据。腰椎间盘突出症是髓核突出，压迫到神经引起相应症状，一般建议加强腰部力量，缓解腰椎的压力。而爬行对腰部的力量训练没有很大的帮助。

相反，爬行是一个过于向前弯腰的动作，这个动作有可能加重髓核压迫神经根的程度，加重症状。不建议腰椎病患者尝试爬行，如果想要尝试，建议咨询相关的专业人士。

六、什么是正确的运动量？

每个人都是独立的个体，每个人的最适合最正确的运动量标准都是不一样的，而且运动量的大小也取决于运动目的。强化耐力应该低负荷多重复，强化力量应该增加负荷。

这里有一个简便的衡量运动量的方法，即观察运动后的身体变化。若身体出现轻度疲劳感，但无症状加重，即为正确的运动量。反之，若疲劳感过重，有可能是运动量过大了。

七、备孕的女性腰椎病患者怎样预防孕期腰椎疼痛？

很多女性腰椎病患者都有过这样的忧虑：怀孕会不会加重腰椎病症状？有没有什么方法可以预防孕期的腰椎病疼痛？

先来了解一下怀孕后的生理变化：

（1）激增的体重增加了腰背肌肉和椎间盘的负荷　一般情况下，孕妇怀孕期间的体重会增加12～16kg，而增加的体重主要集中在腹部。随着胎儿的长大，孕妇身体的重心向前倾，孕妇为了维持身体平衡，需要使腰部过度前凸，增加了腰背肌肉和椎间盘的负荷。

（2）松弛素水平激增导致腰背韧带的松弛　怀孕期间，孕妇的激素增加，特别是松弛素的增加会导致全身韧带的松弛，致使椎体小关节不稳、移位，而腰背韧带的松弛更容易增加腰椎病复发的风险。

（3）骨盆前倾牵拉腰部肌肉压迫腰部神经　随着胎儿的长大，骨盆前倾明显加重，会牵拉腰部周围的肌肉，也会使得腰部神经受到压迫而引起腰痛。

女性腰椎病患者在备孕期间，可以通过康复运动缓解腰椎病的疼痛。坚持腰背肌肉锻炼，加强肌肉的柔韧性和稳定性，尽可能减少因怀孕后生理变化导致的腰椎病发作或复发的概率。另外，备孕期间应该在专业医师的监督下进食有益腰椎健康的营养物质及食物。

第五章 中医药理论指导腰椎全面养护

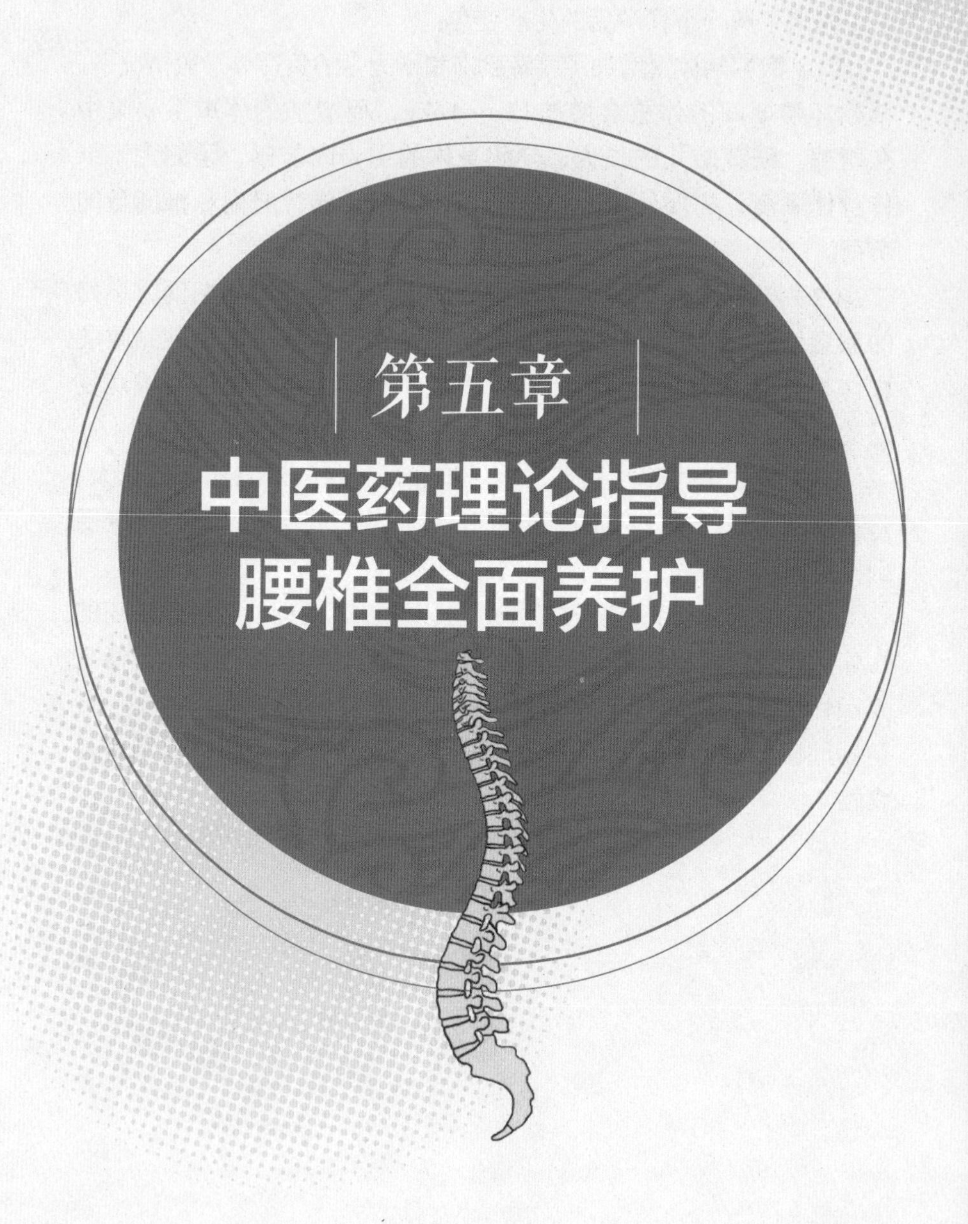

腰椎病的中医认识

一、"腰痹病"的历史沿革

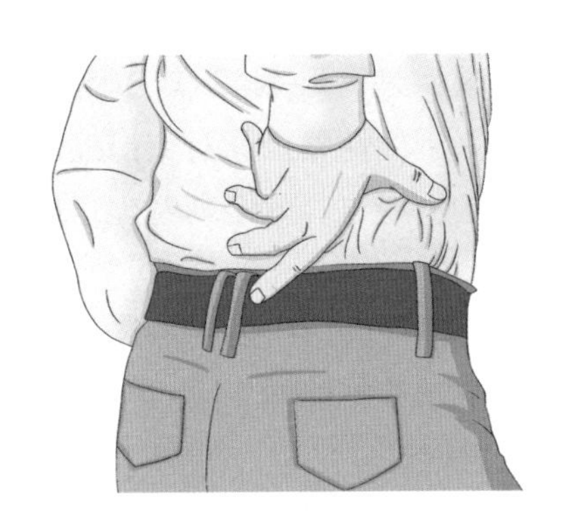

一般生活中所讲的腰酸、腰痛等，都属于中医学"腰痹病"的范畴。痹，即"闭阻不通"。腰痹病为当腰部脉络遭受外邪入侵，或因经脉气血虚弱或通行不畅，筋骨、关节、筋膜、肌肉等不同层面出现的疼痛感、酸楚感、重着感、麻木感以及屈伸不利的状况，具体表现在腰部及腰部周围。

"痹证"病名最早是春秋战国时期中医学奠基之作《黄帝内经》中《痹论篇第四十三》中提出的："所谓痹者，各以其时，重感于风寒湿之气也。"提出了风、寒、湿这些外邪的侵袭是发病的外在诱因。我国古代中医对于腰腿痛的病名、典型症状、体征及治疗，已有比较明确的认识，且有典型病例的记载，认识也很深刻，其治疗方法也与现代中医的认识十分接近。如《普济方》中就记载了典型的腰腿痛病例："载忠州太守陈逢原。因暑中取凉食瓜。至秋，忽然右腰腿间疼痛，连及膝胫，曲折不能。经月，右脚艰于举动。凡治腰脚药，服之无效。得此养肾散，才一服，移刻举身麻痹。不数服脚能屈伸。再一服即康宁。"《类证治裁》中有这样记载："伤酒涉水，湿袭阴络，右腿痹痛，由髀骨直至委中穴。……夫湿痹重著，今腿痛已定，通移膝胫，仍以逐湿通痹法治。……痛止能行。

数十日内，戒酒肉风冷劳动。”《素问·刺腰痛》中亦有相关记载：“衡络之脉，令人腰痛，不可以俯仰，仰则恐仆，得之举重伤腰。”又云：“肉里之脉令人腰痛，不可以咳，咳则筋缩急。”

《医学心悟·腰痛》记载：“腰痛拘急，牵引腿足。”《灵枢·经脉》中记载：“项如拔，脊痛，腰似折，髀不可以曲，腘如结，踹如裂，是为踝厥。”其中踝厥是典型的腰腿痛症状，且疼痛剧烈，类似于急性腰椎间盘突出症。《诸病源候论》说：“肾气不足，受风邪之所为也，劳伤则肾虚，虚则受于风冷，风冷与正气交争，故腰脚痛。”

现代医学所讲的痛风、风湿性关节炎、类风湿关节炎、腰椎间盘突出症、颈椎间盘突出症等均属于痹证的范畴，在此主要介绍“腰痹病”。

二、腰痹病的中医认识

崔述生教授认为腰痹的病因可以概括为两类，一是正虚，二是外邪侵袭。正虚可以理解为身体的正气虚弱，卫表不固。卫气，顾名思义就是保卫人体不受外邪侵袭的一种正气，卫气虚弱，外邪就容易侵袭。在日常生活中，有些卫气虚弱者比身体健康者更容易怕风、怕冷、怕吹空调、怕天气变化，这就是卫外不固的表现。而外邪，主要是指风、寒、暑、湿、燥、火这六种邪气，当自然界的环境过度异常，或环境正常而人体自身正气不足，或两个因素合并，那就容易造成外邪侵袭而发病。最容易侵袭腰部的邪气就是风、寒、湿三邪。外邪的乘虚而入容易使气血痹阻、关节不利而致本病发生。这也就说明了腰痹病的发生与生活环境、外界气候和机体健康状况有着密切的关系。

正气不足多因劳倦过度，而使气血津液不足；气虚则肌表不固；精血不足则筋脉失养，遇有邪气侵入，则易生病。《济生方》有云："皆因体虚，腠理空疏，受风寒湿气而成痹也。"外邪侵袭是说气候突变，或调摄失宜，如坐卧湿地，冒雨涉水，衣里湿冷，均易致风寒湿邪侵袭，痹阻经脉，流注关节，则发风寒湿痹。也有因生活地域湿热，人在其中，感受潮湿，或因风寒湿邪郁久而化热，湿热流注，浸淫筋骨，局部有灼热痛感，也就是平常说的红肿热痛，则发为热痹。

中医辨证上，根据风寒湿三邪外感侵入肌表多少的不同，大体可以分为三类。其中感受风邪较多的归为"行痹"。风邪易走窜，所以把它的性质概括为善行数变，游走不定，症状以麻木不仁为主，痛感并不一定像寒邪侵袭那么严重。临床上崔教授认为相比于疼痛，麻木的问题更加难于缓解，就是因为风邪的致病特点与神经麻木感非常相似，风邪易走、易行、多变不定，故"行痹"虽有轻微疼痛，但可能痛点并不固定，环绕于腰部，甚至有时麻窜到臀部，或时有痉挛感，自觉腰部空虚，怕风，屈伸不自如，舌苔薄白，脉多浮缓。因其症状多样，痛点不明显，故很难有一个靶向性的治疗方案，需要长时间与"风邪"作斗争，不仅需长时间地补养气血、调整阴阳，还要把潜藏在体内的风邪慢慢地、一点点地祛散出去。感受寒邪较多的，称为"痛痹"，症状以痛为主。阴寒之气侵入肌肉与筋骨之间，气血受寒，阻碍阳气的正常运行，以致气血滞涩不通，不通则痛。痛痹表现为疼痛苦楚，腰肌拘挛，难以挺直，腰部喜温，苔白，脉沉紧。若后期转为热证，则痛似火灼，得凉稍减，舌苔黄腻，舌质红绛，脉多弦数。湿气侵袭肌体后称为"着痹"。多因汗出沾衣，不得更换，或涉水淋雨，或久居湿地。由于湿性黏滞，故缠绵难愈。现代人平常缺乏运动，阳气郁闭不得升发，更加难以赶走湿气。临床常见腰重如裹，严重者不光腰部沉重发僵，还伴双腿无力，甚至终日精神萎靡。“着痹”之人舌苔多白腻，脉多沉细或濡缓。

三、腰痹病的治疗原则

实际临床过程中经常能够发现二邪或三邪夹杂致病，并且在治疗过程中常出现主要邪气发生转化的情况，因此平时的养护调治需要具体问题具体分析，灵活辨证，找到最为适合自己的养护之道。

治疗原则即治疗过程中要始终秉持的规则，它起到一个总领的作用。针对腰部肌肉或关节痛无定处而兼有麻木的“行痹”，在治疗上以祛风通络止痛为原则，配合散寒燥湿。中医学里有“治风先治血，血行风自灭”的说法。根据崔教授的学术观点，无论内风、外风，内治、外治中，重视精血、气血的原则都是需要高度重视的，临床上常用的经典方剂如“蠲痹汤”“防风汤”等都体现着上述原则。针对痛势较重，屈伸不利，痛处固定，得温痛减的“痛痹”，主要治法是辛温散寒，佐以疏风化湿，同时注意补火助阳，温通经络，补益肝肾。临床上“麻黄附子汤”“桂枝芍药知母汤”都是祛寒温阳的经典方剂。对于湿邪困重的“着痹”，主要以健脾利湿为主，佐以祛风散寒，同时注意补气理气，另外还要适当地规避和减少潮湿环境带给机体的不良影响。临床上治疗常用“祛湿蠲痹汤”“加减二妙丸”“三仁汤”“独活寄生汤”等。

以上三痹，遇有气血虚弱者，都需酌情加用益气养血之药，如“八珍汤”，肝肾两虚可选用以上提过的“独活寄生汤”或崔教授临床常用的“加减六味地黄丸”或“左归丸”等。总之一个原则：补正虚，祛邪气，先改善身体最痛苦的症状，再结合个体的不同年龄、性别、体质而分别调补，酌情处理。

腰椎病的病因

1. 慢性劳损

常从事低头、弯腰、久立等工作，致使气血、筋脉运行不利，瘀血阻滞，导致肌肉、筋脉、骨骼营养障碍，局部受损，因而产生疼痛、关节活动不利、功能障碍等临床表现。

2. 跌扑闪挫

暴力外伤或患部用力过度，损伤筋脉，致使气血运行不畅，壅滞不通，而发生腰椎病。

3. 先天畸形

有些患者骨关节畸形，虽年轻体壮时尚无症状，但中年以后，由于体质虚弱，劳累或感受外邪后，畸形部位易出现病变。

4. 气滞血瘀

患者一般可有明显外伤史。伤后即感腰部不能活动，疼痛难忍，脊柱侧弯。按压腰4 ～ 5或腰5 ～骶1一侧明显疼痛，并向腿部放射，咳嗽后加重；后期可见腿部疼痛麻木，甚至肌肉萎缩。舌质紫暗，脉涩弦数。此为受伤后，气血瘀阻经络，气血运行不畅，不通则痛。

5. 风寒湿邪

无明显外伤史，病因不明显，逐渐感到腰部伴腿部沉重疼痛，活动不利，且渐渐加重，脊柱侧弯，亦有按压腰椎旁明显疼痛。遇天气变化时，疼痛加重。苔白腻，脉沉缓。此属风寒湿之邪所致。

6. 肾虚

患者素体禀赋不足，或长期患有慢性病，以致肾脏精血亏损无以滋养经脉，出现腰腿疼痛，酸重无力，缠绵数年，时轻时重。属肾阳虚者，伴有怕冷、手脚冰凉，面色发白，排尿淋漓不尽甚则尿失禁，气喘；属肾阴虚者，多有头晕目眩，耳鸣耳聋，面部潮红，口干舌燥，手心发热，心烦意乱等。

治疗腰痹的中药方剂

1. 祛风除湿丸

【功效】祛风除湿，除痹止痛。

【药物组成】麻黄30g，乌梢蛇20g，红花6g，狗脊12g，海风藤12g，羌活6g，独活6g，川牛膝6g，杭白芍12g，威灵仙10g，炙龟甲（或龟甲胶）12g。

【制法】上药共为细末，炼蜜为丸，每丸10g。

【用法】每日早晚各服一丸，稍热白开水送下。或用杜仲、山药煎汤送服，引药于腰。

【禁忌】禁烈性酒、海鲜、油腻食物等。

2. 桂枝舒筋丸

【功效】祛风除湿，舒筋止痛。

【药物组成】桂枝20g，麻黄12g，木瓜6g，盐杜仲6g，防风6g，乳香6g，没药6g，羌活6g，独活6g，川牛膝10g，杭白芍12g，地龙6g，千年健6g。

【制法】上药共为细末，炼蜜为丸，每丸10g。

【用法】每日早晚各服一丸，稍热白开水送下。或用温黄酒送服。

【禁忌】禁烈性酒、海鲜、油腻食物等。

3. 祛湿止痛丸

【功效】除湿止痛，兼以治风。

【药物组成】桂枝12g，防风12g，羌活10g，独活10g，麻黄15g，苍术15g，炒白术15g，川续断12g，川牛膝12g，木瓜10g，地龙10g，杜仲10g，乳香6g，没药6g。

【制法】上药共为细末，炼蜜为丸，每丸6g。

【用法】每日早晚各服一丸，稍热白开水送下。

缓解腰痹症状的药酒

1. 乌藤酒

【原料】生川乌35g，生草乌35g，生杜仲35g，忍冬藤35g，当归35g，五加皮35g，海风藤35g，乌梅2个，白酒1500mL，冰糖100g，红糖100g。

【制法】将前8味放入适量酒中煎煮2小时，取药液加入冰糖、红糖，待溶化后再加入白酒即成。

【用法】早晚各服1次，每次10～20mL。

【功效】温经散寒，通络止痛。适用于腰痛日久不愈者。

2. 独活参附酒

【原料】独活35g，制附子35g，党参20g，白酒500mL。

【制法】将前3味药研细，装瓷瓶中，用白酒浸之，春夏5日，秋冬7日。

【用法】常饮服。

【功效】散寒祛湿，温中止痛。适用于腰腿疼痛、小腹冷痛、身体虚弱者。

3. 痛灵酒

【原料】生川乌、生草乌各50g，田三七、马钱子各25g，蜂蜜250g，白酒500mL，植物油适量。

【制法】将生川乌、生草乌洗净切片晒干，用蜂蜜煎煮；马钱子去毛，用植物油炸；田三七捣碎。混合前药，加水煎煮两次，第1次加水1000mL，浓缩到300mL，第2次加水1000mL，浓缩到200mL，两次取液500mL，加白酒500mL即成。

【用法】每日服3次，每次10mL，10天为1个疗程。

【功效】散风活血，舒筋活络。适用于慢性腰腿痛者。

4. 桑椹酒

【原料】鲜桑椹、白酒各适量。

【制法】将鲜桑椹洗净晾干，捣烂取汁，兑入等量的白酒，混匀后密封贮存，3日后即成。

【用法】每次饮1小杯，每日2次。

【功效】滋阴养血，补益肝肾，聪耳开窍。适用于肾阴亏虚所致的耳鸣，症见患者自觉耳内鸣响，如闻蝉声，或如潮声，或细或暴，并可伴有腰痛腿酸、体虚乏力等。

注意

以上药酒请在医师指导下适量服用，请勿自行服用。

对腰痹有益的食物

1. 栗子

栗子性温、味甘，除有补脾健胃作用外，更有补肾壮腰之功，肾虚腰痛者最宜食用。

2. 核桃仁

核桃仁补虚强体、提供营养，主治肾虚咳嗽、腰痛。《本草求真》记载，核桃仁“能通命火”“温补命门”（命门居于肾内，命门火盛则阳强），故能缓解肾虚。

3. 羊肉

羊肉对肾虚腰痛、遗精、阳痿等都有一定的疗效。羊肉还可强身健体，对一般风寒咳嗽、肾虚阳痿、体虚怕冷等都也有一定的效果。羊肉还可补肾壮阳、补精血，可谓滋补强壮药。

4. 枸杞子

枸杞子性平，味甘，具有补肾养肝、益精明目、壮筋骨、除腰痛等功用。中老年肝肾亏虚者可常服。

5. 猪肾

猪肾性平、味咸。唐・孟诜认为猪肾“主人肾虚”。《日华子本草》说它“补水脏，治耳聋”。水脏者实指肾脏，故凡因肾虚所致的腰酸腰痛、遗精、盗汗及老人肾虚耳聋耳鸣，宜常食之。

6. 海参

海参是生活在海底的棘皮类动物，形如黄瓜，体表肉质突起，呈黑褐色。海参捕得后，除去内脏，洗净腔内泥沙，入适当的盐水中烧煮约1小时，捞起放冷，经曝晒或烘焙至八九成干时，再入蓬叶液中略煮，至颜色转黑时，取出晒干。海参富含粗蛋白质、蛋白质、黏蛋白、粗脂肪和脂肪、碳水化合物、维生素，还有碘、钙、钒、磷、铁、刺参酸性黏多糖等。

海参味咸、性温，入肾经。历代医家都认为其有补肾益精、壮阳疗痿、消痰涎、摄小便、滋阴、补血、润燥、调经、养胎、利产作用，能缓解腰膝酸软、腰腿痛、精血亏虚、肠燥便秘等症状。

7. 鳝鱼

鳝鱼肉质细嫩，营养价值颇高，含多种矿物质和维生素，铁的含量比鲤鱼、黄鱼高1倍多，以丰富的组氨酸构成独特鲜味，尤其蛋白质的含量比鸡蛋高三分之一，属高蛋白低脂肪优质食品，适于病后体虚者滋补。鳝鱼具有补中益气、明目、解毒、通脉络、补虚损、除风湿、强筋骨、止痔血的作用，可改善筋骨软弱、风湿痹痛，缓解腰椎的疼痛，消除肌肉的紧张，还能够帮助营养肌肉、韧带、骨骼、神经。

8. 金针菇

金针菇营养十分丰富，质地脆嫩鲜滑，味道爽口。金针菇是儿童保健和增智、老年人延年益寿、成年人增强记忆力的必需食品，被人们称为“超级食品”。

中医认为金针菇性寒、味咸、滑润，有利于肝肾虚损腰痛的治疗。金针菇还具有益肠胃、益智、抗癌等功效，其所含的赖氨酸和精氨酸能促进儿童生长发育、增强记忆、提高智力，还能防治肝炎、胃溃疡等疾病，所含朴菇素和活性多糖，对癌细胞有抑制作用，常食还可降血压和血中胆固醇。

9. 牡蛎

牡蛎壮肾气——中医理论认为牡蛎能使体内水气畅通，这意味着管理水气的肾脏负担减轻了。现代科学研究表明，牡蛎是含

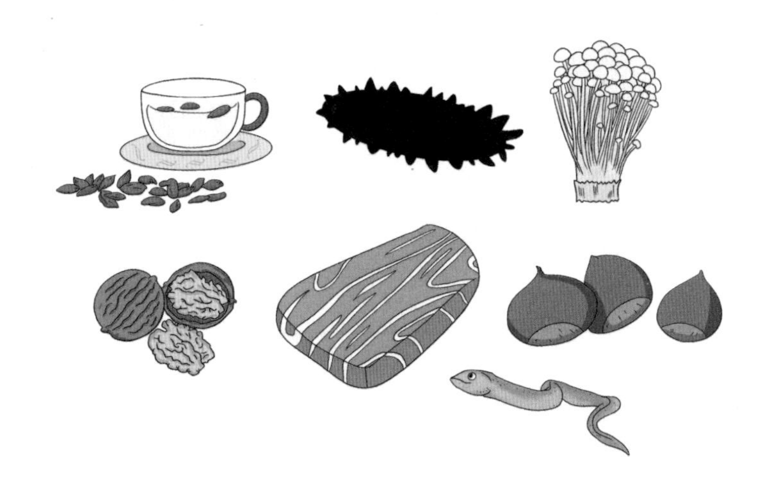

锌最多的食品之一，牡蛎富含足够的锌，能保证人体所需的微量元素，每天吃2～3个牡蛎足够身体全天所需的锌，并对腰部养护有益。

体质“决定”饮食

唐代名医孙思邈指出：“安身之本，必资于食，不知食宜，不足以存生，食为民天之谓也。”说明饮食对人体的重要性。进食不可无章无法，应本着“因人施膳”的原则，了解饮食宜忌的含义，元代《饮食须知》强调：“饮食，以养生，而不知物性有相宜相忌，纵然杂进，轻则五内不和，重则立兴祸患。”所以在进食时不要被“五味之所伤”。

腰肌劳损食疗药膳在预防保健和疾病康复中占有重要地位，但药膳不能替代药物治疗。在药膳调理疾病中应遵循因时而异、因人而异、因地而异的原则，针对不同的情况、疾病和体质分别施以补益肾阳、养肝肾阴、活血祛瘀、补中益气等方法进行调补。本节推荐几款食疗药膳。这些食疗药膳，主要适用于不同体质人群发生腰肌劳损、风湿等原因引起的腰痛诸症。

一、气虚体质

1. 芪枣羊骨粥

【原料】羊骨1000g左右，黄芪30g，大枣10枚，粳米100g，盐、生姜、葱白各适量。

【做法】先将羊骨打碎，与黄芪、大枣入砂锅，加水煎汤，然后取汁代水将粳米煮粥，待粥将成时，加入盐、生姜、葱白调味，稍煮即可。

【用法】温热空腹食用，10～15日为1个疗程。

【功效】补气健脾。

2. 核桃人参饮

【原料】核桃仁20g，人参6g，生姜3片，冰糖少许。

【做法】将核桃仁、人参、生姜加水适量一同煎煮，取汁200mL，加冰糖调味即可。

【用法】不拘时饮用。

【功效】温肾纳气，止咳化痰。

3. 杜仲核桃猪腰汤

【原料】猪肾（猪腰）1对，大枣2个，杜仲10g，核桃仁20g，生姜2片，米酒3mL。

【做法】猪肾（猪腰）切片，大枣去核，与杜仲、核桃仁、生姜、米酒同入炖盅，加水共煎沸后改小火炖1小时。

【用法】饮汤吃肉，每日1剂。

【功效】益气补肾，壮腰助阳。

二、阳虚体质

阳虚体质者应以进食补火助阳食物、药物为主，《神农本草经》记载了杜仲有补益肾气的药效，李时珍在《本草纲目》中也指出："昔有杜仲服此得道，因以名之"。杜仲适用于肾阳虚的腰肌劳损，症见腰痛隐隐，喜温喜按，头目晕眩，膝腿酸软。

1. 杜仲腰花汤

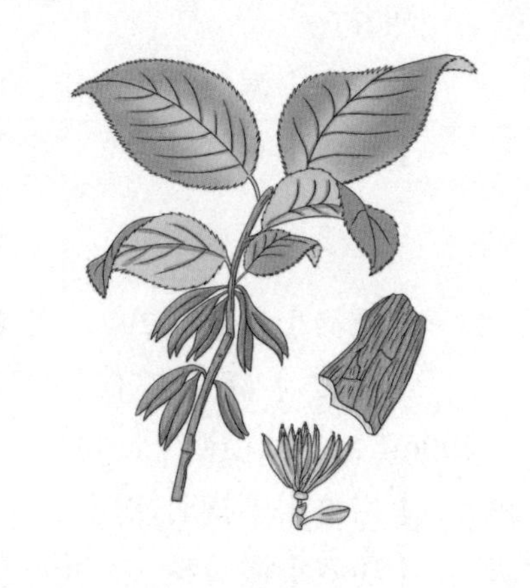

【原料】杜仲15g，猪肾250g，料酒、酱油、猪油、菜油、醋、葱、生姜、大蒜、花椒、白糖、湿淀粉、味精、精盐各适量。

【做法】将猪肾对剖成两半，除去腰臊筋膜，冲洗干净，切成腰花；将杜仲放入锅内，加清水适量，熬成约50mL药汁；将生姜、葱洗净泥沙，生姜切成片，葱切成节，备用；用药汁的一半，加入料酒、湿淀粉和精盐，拌入腰花，再加白糖，调和均匀备用。将炒锅置武火上，倒入猪油和菜油烧至八成热时，放入花椒，投入腰花、葱、生姜、大蒜，快速炒散，放入味精、醋、酱油，翻炒均匀即成。

【用法】饮汤食腰，每周1～2次，可连服3～4周。

【功效】补肝肾，壮筋骨。

2. 枸杞核桃炖羊肉

【原料】羊肉125g，枸杞子10g，核桃仁15g，生姜、葱、料酒各适量。

【做法】将羊肉、枸杞子、核桃仁洗净放入炖锅，加水至淹没即可，加入生姜、葱、料酒，用文火炖2～3小时即可食用。

【用法】每周2～3次，可连服3～4周。

【功效】补肾益阳，充髓补脑。

3. 二仙烧羊肉

【原料】仙茅15g，仙灵脾（淫羊藿）15g，生姜15g，羊肉250g，食盐、味精各适量。

【做法】前三味用纱布包好，羊肉切片，共入锅内，加水适量，文火烧至羊肉熟烂，除去药包，加食盐、味精调味。

【用法】食肉饮汤，每日1剂。

【功效】温肾助阳。

三、阴虚体质

阴虚体质者应以进食滋阴食物为主，如瘦肉、甲鱼汤、贝壳类食物、莲子和银耳等。内热体质者，应以清补为主，如宜摄入牛奶、活鱼、猪腰、菠菜、苹果等，不宜吃辛辣食物。

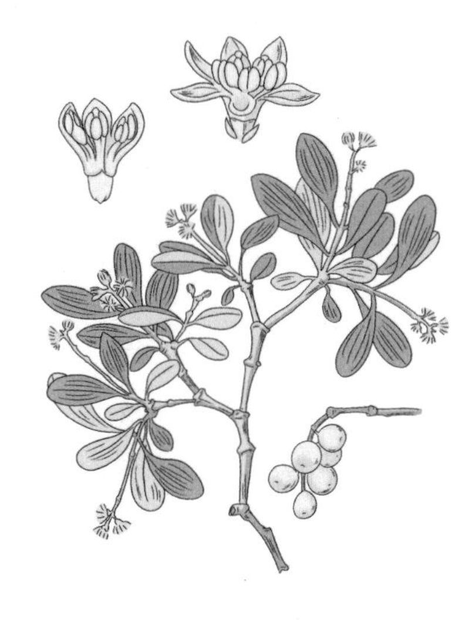

桑寄生具有补养肝肾之阴，强筋骨，除风湿，通经络，益血，安胎的功效。主要治疗腰背痛，肾气虚弱，卧冷湿地当风所得，妊娠胎动不安，心腹刺痛，崩漏等，临床还用于冠心病、心绞痛、心律失常等。

1. 寄生甲鱼汤

【原料】桑寄生20g，陈皮3g，甲鱼（鳖的骨肉）500g，盐2g。

【做法】甲鱼肉切块带骨洗净，将所有材料放入锅中，加清水以大火烧沸，再小火炖至熟烂，调味，去料包即可。

【用法】饮汤吃肉，1周1次，可连服3～4周。

【功效】滋阴补肾，清热消瘀。

【提示】脾胃虚寒者、消化不良者慎用。

2. 黄精瘦肉汤

【原料】猪瘦肉150g，黄精30g，大米60g，枸杞子15g，淀粉、香油、葱段、姜片、盐、味精各适量。

【做法】黄精洗净，放入砂锅内用小火煎煮20分钟取汁，反复煎煮2次，将2次药汁倒在一起；猪瘦肉洗净，切小丁；肉切好后，淋入淀粉和香油，抓匀腌10分钟。大米淘洗净。将猪瘦肉、大米放到砂锅中，加入黄精汁、枸杞子、葱段、姜片，用大火煮沸后，改用小火煮至肉烂粥稠，最后根据个人口味放适量盐和味精。

【用法】饮汤吃肉，每日1次。

【功效】滋补肝肾之阴。

3. 枸杞子猪肉小米粥

【原料】枸杞子20g，瘦猪肉末30g，小米100g，精盐少许。

【做法】按常法煮粥服食。

【用法】每日1剂。

【功效】滋补肝肾，填髓健脑。

四、血瘀体质

血瘀体质者以进食具有活血化瘀的药物、食物为主，例如三七粉、山楂、红糖、洋葱等。避免食用油腻食物。

1. 三七地黄瘦肉汤

【原料】三七12g，生地黄30g，大枣4个，猪瘦肉300g，盐适量。

【做法】三七打碎，与生地黄、大枣、猪瘦肉入砂锅，加适量水，大火煮沸后改小火煮1小时至瘦肉熟烂，放适量盐调味即可。

【用法】饮汤吃肉，隔日1剂。

【功效】活血化瘀，定痛。

2. 当归生姜羊肉汤

【原料】当归、生姜各30g，羊肉500g，大枣10个。

【做法】当归、生姜切大片；羊肉切块。羊肉、当归、生姜、大枣同入砂锅，加适量水共煎，沸后撇沫，改小火慢煮至羊肉熟烂。

【用法】随量饮汤吃肉，隔日1剂。

【功效】温经散寒，活血定痛。

3. 三七猪脚筋汤

【原料】猪脚筋200g，精瘦肉50g，三七15g，大枣4个。

【做法】猪脚筋、精瘦肉放入水中煮沸，捞入砂锅，加三七（打碎）、大枣、水共煎沸后改小火煮1～2小时。

【用法】饮汤吃肉，每日1剂。

【功效】活血定痛，强筋壮骨。

五、痰湿体质

痰湿体质者建议食用具有化痰、祛湿、健脾功效的食物、药物，如山药、扁豆、白术、茯苓等。

1. 泽泻粥

【原料】泽泻10g，粳米50g。

【做法】泽泻晒干研粉。将粳米和500mL水先入锅煮至米开花时调入泽泻粉，改文火稍煮片刻即成。

【用法】早晚服食。

【功效】清泻肾火，健脾利湿。

2. 扁豆山药汤

【原料】白扁豆20g，山药18g，白术15g，红糖30g。

【做法】将上述原料一同放入锅中，加清水500mL，急火煮开3分钟，改用文火煮20分钟，分次食用。

【用法】每日1碗，连服15日。

【功效】健脾除湿。

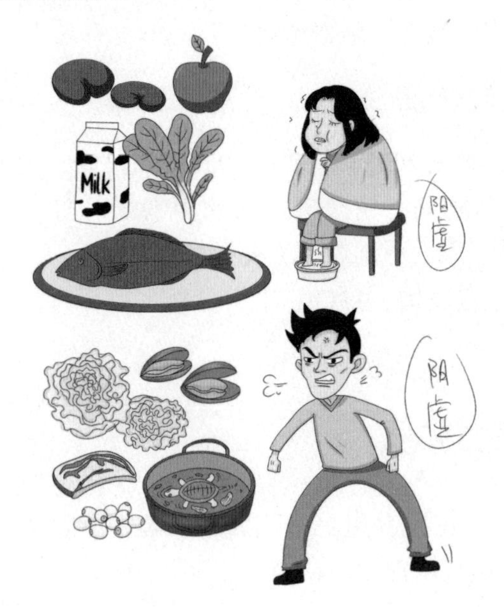

“护腰”——冬日起居

小寒节气正处于三九天，是一年天气最冷的时候。俗话说“冬练三九”，此时正是人们加强身体锻炼，提高身体素质的大好时节。但此时的身体锻炼也要讲究一下方式和方法。冬日锻炼前，一定要做好充分的准备活动，因为这时气温低，体表的血管遇冷收缩，血流缓慢，肌肉的黏滞性增高，韧带的弹性和关节的灵活性降低，极易发生运动损伤。准备活动可采用慢跑、擦面、浴鼻及拍打全身肌肉等方法。

冬日运动锻炼时的衣着，既要保暖防冻，又要考虑到舒服，有利于锻炼活动。晨起室外气温低，宜多穿衣，待做些准备活动，身体温热后，再脱掉厚重的衣裤进行锻炼。锻炼后要及时加穿衣服，注意保暖，尤其在冬泳后，宜用柔软、干燥的浴巾迅速擦干全身，穿衣保暖，避免寒邪入侵。寒冷时节衣服不宜穿得太厚，有的人穿得鼓鼓囊囊，以为穿得越多越暖和，其实，这种观点是片面的，因为衣服的保暖程度与衣服内空气层的厚度有关系，当一件一件衣服穿上后，空气层厚度随之增加，保暖性也就随之增大，但当空气层总厚度超过15mm时，衣服内空气对流明显加大，保暖性反而下降。

在严冬腰部受寒后，进屋后不要立即到取暖器旁边烤烫。这样对腰部保健不利，容易使皮肤毛孔快速闭张，而使寒气部分郁闭到体内。应在距取暖器不远的地方，将手脚互相搓擦，使手脚的温度自然回升，再用双手摩擦腰部，使腰部慢慢变热，也可使全身卫气得到调动，有利于将风寒湿邪排出体外。

经常这样搓手摩腰，能促进腰部血液循环和新陈代谢，预防腰痹病。

自我穴位按摩

穴位点按手法治疗又称为点穴治疗、指针疗法，其原理与针灸类似，以中医经络、经筋理论为基础，通过辨证取穴，对穴位进行一定的点按刺激，能有效改善远端通经络属之病变，非常适用于腰椎病患者。

慢性腰痛者最为适宜，症状如下：腰部酸痛，伴或不伴有双下肢疼痛，劳累后或受凉后疼痛加重，不能久站久坐，活动轻微受限，取穴目的一般以活血通络止痛为主。

1. 手三里

【位置】在前臂，当阳溪与曲池连线上，肘横纹下2寸。

【简易取穴】侧腕屈肘，在阳溪与曲池的连线上，曲池下2寸即为此穴。

【操作】患者取坐位，弯曲前臂于前胸使掌心向胸，取肘横纹下2寸（约3横指）前臂肌肉隆起处，用另一手拇指沿着与前臂垂直的方向做按摩，以感受明显的酸麻胀感为宜，每次约1分钟，每日左右交替3～5次。

【注意事项】避免受伤的腰部受力。

2. 腰痛点

【位置】在手背第2、3掌骨间及第4、5掌骨间，腕背侧远端横纹与掌指关节的中点处，一手2穴。

【简易取穴】一穴在手背第2、3掌骨间当掌骨长度之中点；另一穴在手背第4、5掌骨间当掌骨长度之中点，用力按压有明显酸胀感处。

【操作】治疗左侧腰痛选右侧腰痛点，治疗右侧腰痛选取左侧腰痛点，两侧腰部均疼痛或腰部中间部位疼痛者可取两侧腰痛点。点按穴位以有明显的酸胀感为宜，每次约1分钟，每日左右交替3～5次。

3. 印堂

【位置】两眉头间连线与前正中线交点处。

【简易取穴】坐位或仰卧位，两眉头连线的中点处即为此穴。

【操作】用食指指腹点按穴位至有酸胀感为止，每次按摩5分钟，每日1～2次。

4. 后溪

【位置】在手掌尺侧，微握拳，第5掌指关节尺侧近端赤白肉际凹陷中。

【简易取穴】仰掌握拳，手掌尺侧第5掌指关节处有一皮肤皱襞突起，其尖端（掌指横纹头掌背交界线或称赤白肉际处）即为此穴。

【操作】用食指指腹点按穴位至有酸胀感为止，每次按摩4分钟，每日1～2次。

5. 养老

【位置】位于前臂后区，腕背横纹上1寸，尺骨头桡侧凹陷中。

【简易取穴】坐位，掌心向胸，在手腕小指侧可摸到一凸起高骨（尺骨小头），沿高骨的最高点往桡侧推，可触及一骨缝，按之有酸胀感处即为此穴。

【操作】用食指指腹点按穴位至有酸胀感为止，每次按摩4分钟，每日1～2次。

练功疗法练习

练功疗法在防治腰椎病方面，有不可忽视的作用。在重点锻炼腰背肌的基础上，兼顾加强腰部和双下肢功能运动，调整腰椎两侧和下肢肌张力，可达到缓解症状的功效。现将具体锻炼动作介绍如下。

1. 按摩腰眼

• 预备姿势：坐位或立位均可，两手掌对搓发热后，紧按腰部。

• 动作：双手掌用力向下推摩到骶尾部，然后再向上推回到背部。重复12～24次。

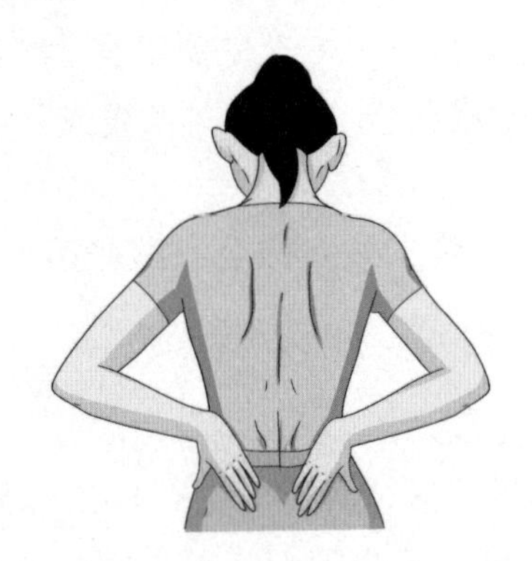

2. 风摆荷叶

• 预备姿势：两脚开立比肩稍宽，两手叉腰，拇指在前。

• 动作：①腰部自左→前→右→后做回旋动作；②再改为腰部自右→前→左→后做回旋动作。重复12～24次。

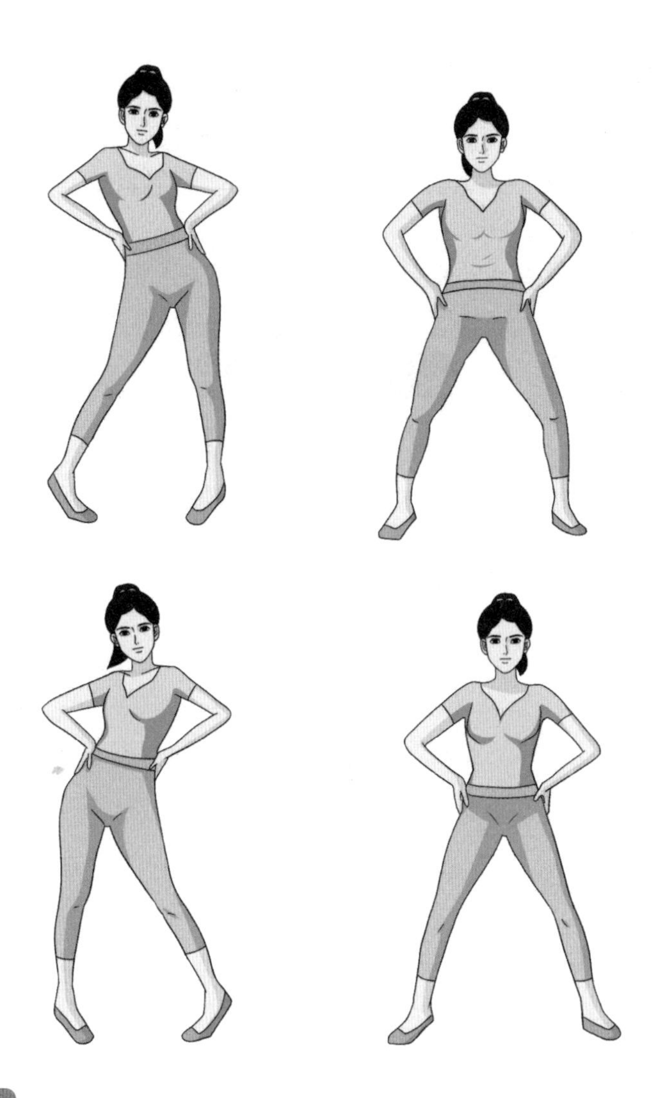

注意

两腿始终伸直，膝关节稍屈，双手轻托腰部，回旋的圈子可逐渐增大。

3. 转腰推碑

• 预备姿势：两脚开立比肩稍宽，两臂下垂。

• 动作：①向右转体，左手成立掌向正前方推出，右掌变拳抽回至腰际抱肘，眼看右后方；②向左转体，右手变立掌向正前方推出，左掌变拳抽回至腰际抱肘，眼看左后方。重复12～24次。

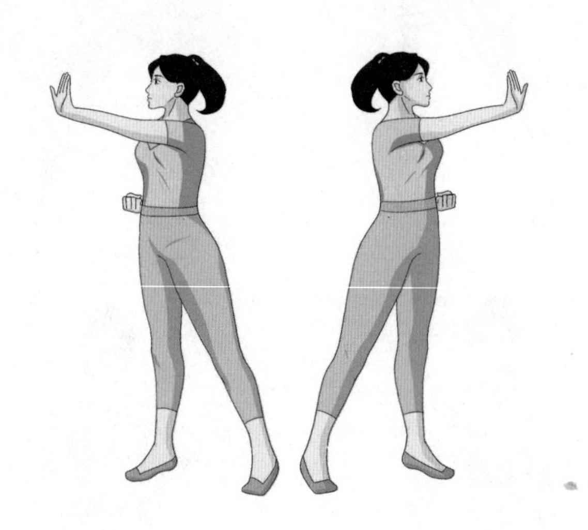

注意

推掌的动作要缓慢，手腕稍用力，臂部不要僵硬，转体时头颈与腰部同时转动，两腿不动，推掌与握拳抽回腰间的两臂速度应该一致。

4. 掌插华山

• 预备姿势：两脚开立比肩稍宽，两臂下垂。

• 动作：①右掌向右抽回腰际抱肘，左掌向正右方伸出（如用力插物状），身体向右转，成右弓步；②左掌抽回腰际抱肘，右

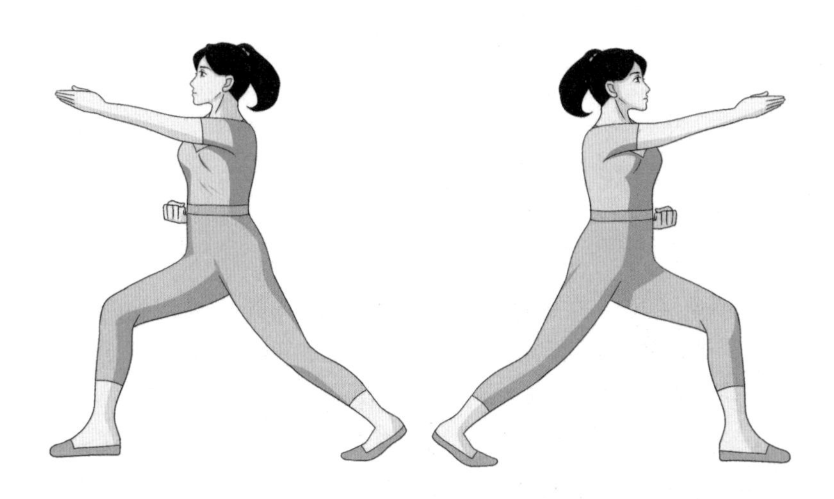

掌向正左方伸出，身体向左转，成左弓步。眼看插出之手掌，手向外插出的动作可稍快。重复12～24次。

5. 双手攀足

• 预备姿势：两脚开立，比肩稍宽，两手置于腹前，掌心向下。

• 动作：①腰向前弯，手掌向下按于脚面；②还原。重复12～24次。

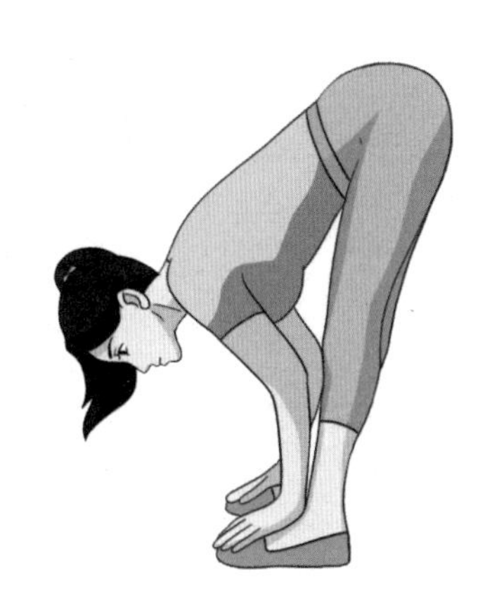

注意

两腿要伸直，膝关节伸直，弯腰角度因人而异，不可强求。

6. 白马分鬃

• 预备姿势：立正姿势，两脚跟靠拢并齐，两脚尖向外分开约60°，两腿挺直，两臂下垂，两臂交叉，如左腰症状严重，左臂交叉在前；右腰症状严重，右臂交叉在前。

• 动作：①身体向前俯，眼看双手，两臂交叉举至头顶上端，身体挺直；②两臂上举后向两侧分开，恢复预备姿势。上举时如向上攀物状，尽量使筋骨伸展，向两侧分开时掌心向下成弧线，重复12～24次。

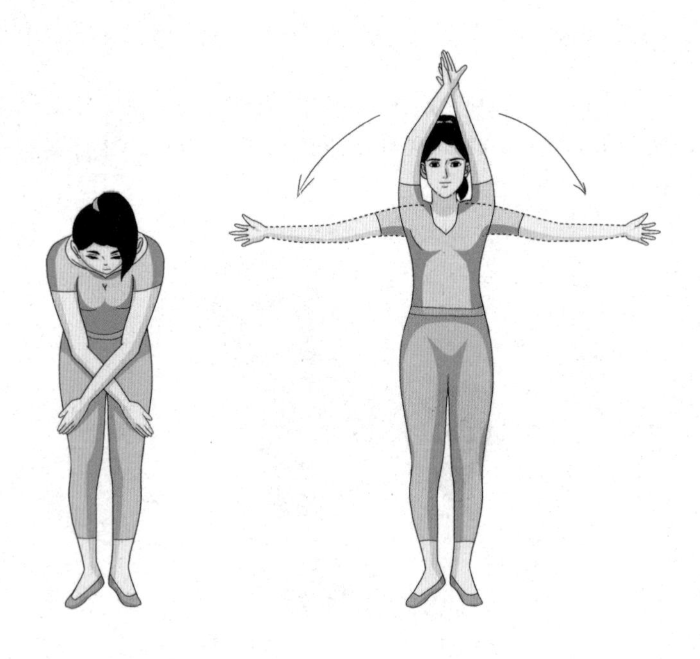

7. 凤凰顺翅

• 预备姿势：两脚开立，比肩稍宽，两手下垂。

• 动作：①上身下俯，两膝稍屈，右手向右上方抬起，头也随转向右上，眼看右手，左手置于右膝；②上身仍下俯，两膝仍稍屈，左手向左上方抬起，头也随转向左上，眼看左手，右手下放置于左膝。重复12～24次。

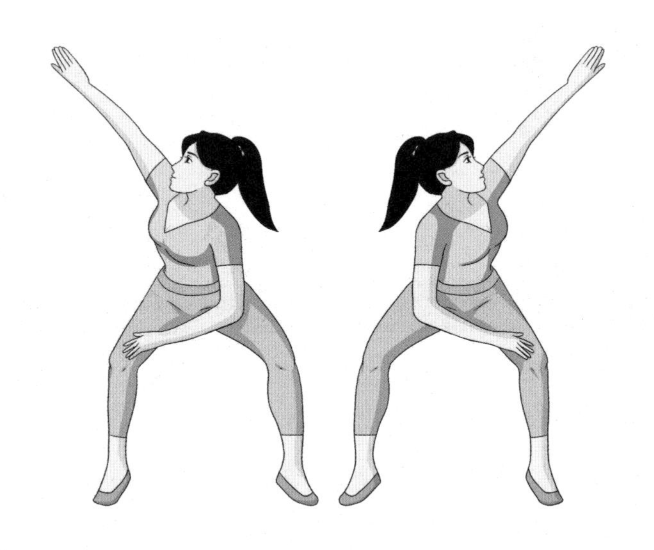

注意

头部左转或右转时吸气，转回正面时呼气，转动时用力要轻。手臂抬起时动作要缓慢，手按膝时不要用力。

8. 飞燕点水

• 预备姿势：俯卧，头转向一侧。

• 动作：①两腿交替向后做过伸动作；②两腿同时做过伸动

作；③两腿不动，上身躯体向后背伸；④上身与两腿同时背伸；⑤还原，每个动作重复12～24次。

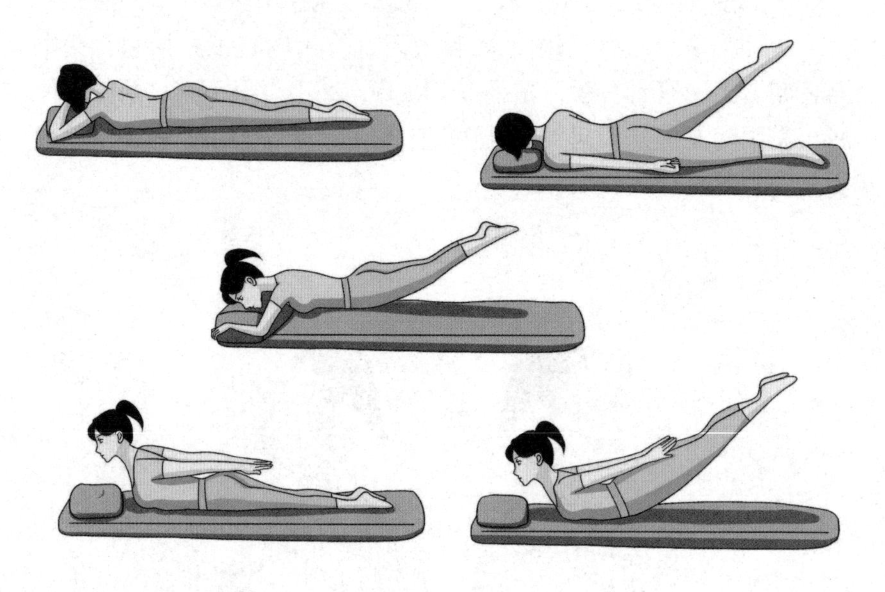

9. 仰卧架桥

• 预备姿势：仰卧，以两手叉腰作支撑点，两腿屈膝成90°。

• 动作：以头顶部及两肘支持上半身，两脚支持下半身，成半拱桥形，挺起躯干。当挺起躯干架桥时，膝部稍向两边分开，重复12～24次。

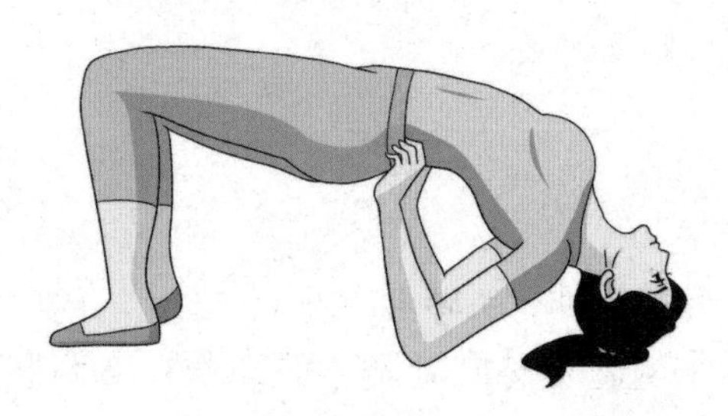

10. 行者下坐

- 预备姿势：两脚开立，与肩同宽，两手抱肘。
- 动作：①脚尖着地，脚跟轻提，随后下蹲，尽可能使臀部下触脚跟，两手放开成掌，两臂伸直平举；②起立恢复预备姿势。重复12～24次。

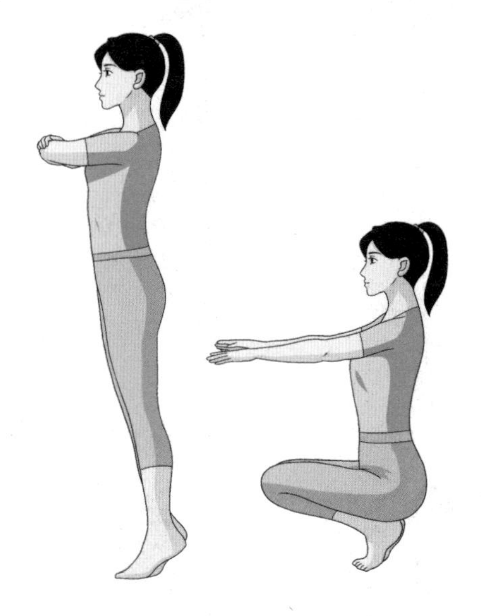

注意

下蹲程度根据患者的能力进行适当调整，不应勉强，必要时可扶住桌椅进行。

11. 四面摆莲

- 预备姿势：患者两脚正立，双手叉腰，拇指在后。
- 动作：①右小腿向后提起，大腿保持原位，然后右脚向前踢出，足部尽量跖屈；②右腿还原再向后踢，以脚跟触及臀部为度；③右下肢抬起屈膝，右小腿向里横踢，高度以脚跟与膝盖平齐为宜；④左腿保持直立，右腿屈曲成直角，小腿向外横踢。练完后换左腿做同样动作，每个动作重复12～24次。

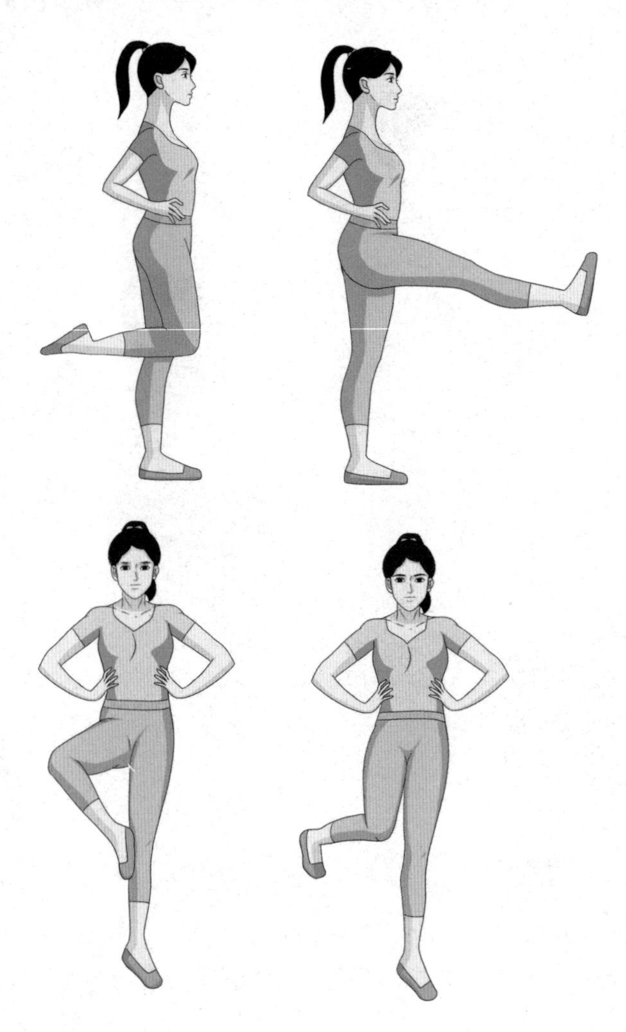

练功疗法注意事项

① 内容和运动强度：确定练功内容和运动强度，制订锻炼计划，首先应辨明病情，估计预后，因人而异。

② 动作要领：正确的练功步骤，是取得良好疗效的关键。

③ 循序渐进：练功时动作应逐渐增强，次数由少到多，动作幅度由小到大，锻炼时间由短到长。

④ 定期修正：可根据病情和功能恢复的快慢，随时调整练功内容和运动量，修订锻炼计划。

⑤ 练功时应思想集中，动作缓而慢。

⑥ 一般每日2 ~ 3次；可配合热敷、熏洗、搽擦外用药水或理疗等方法。

⑦ 要顺应四时气候的变化，注意保暖。

第六章 腰椎的“日常养护”

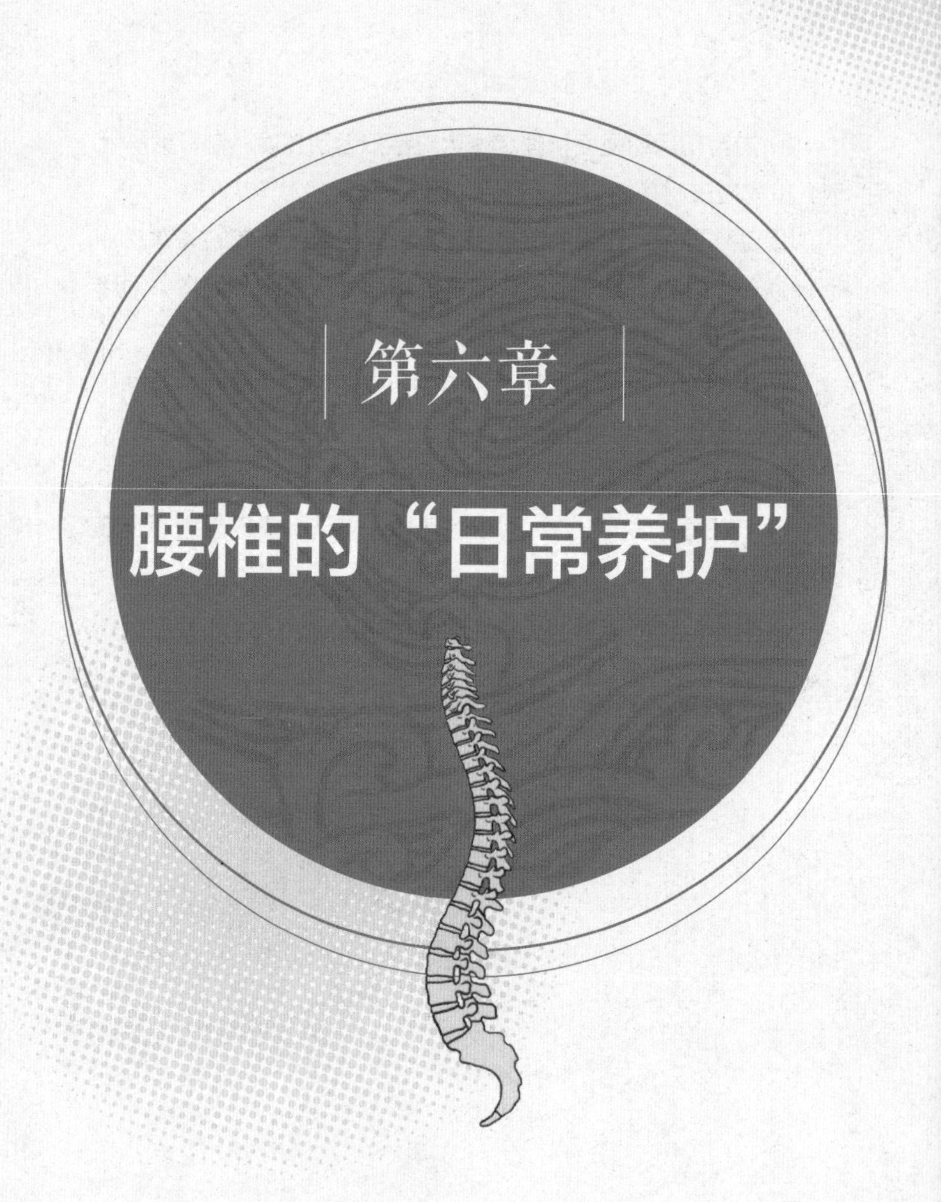

你的姿势正确吗?

姿势，可以理解为当一个人坐着、站立与躺下时，身体对抗重力时各部位排列的状态。正确的姿势不仅能够维持脊柱自然的生理曲度，帮助减少腰椎承受的压力，还能提高肌肉的使用效率，有利于减轻疲劳感，帮助延长坐着或站立的时间。当因为腰椎病导致不能长时间坐或站立时，除了坚持练习常规的康复运动，还建议用下面的方法进行姿势调整。

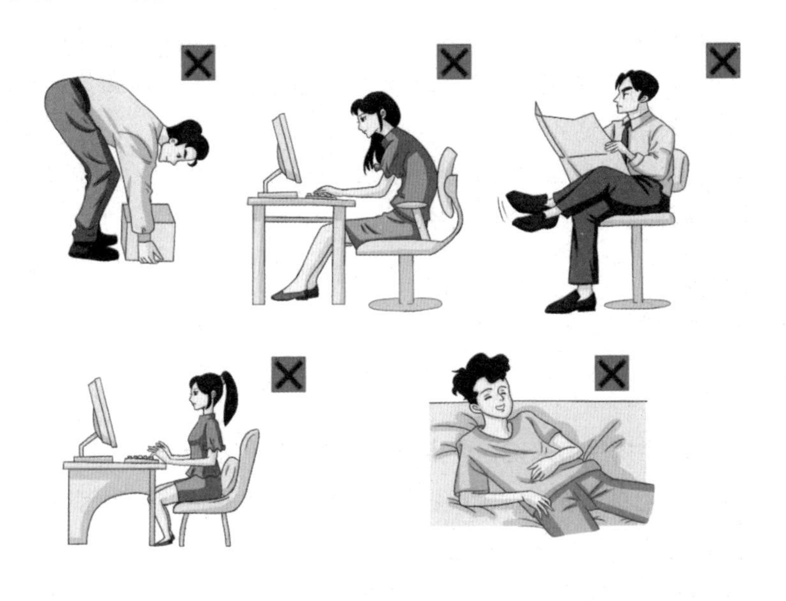

一、如何调整坐姿?

良好的坐姿可以让腰椎承受的压力最小化，避免腰椎受到不必要的压力。有研究测量了不同坐姿对腰椎间盘的压力，结果发现放松的坐姿对腰椎间盘的压力比学校经常要求的挺直腰背坐姿要小。

1. 正确的坐姿

（1）坐下时，臀部应碰到椅背底部，把体重均匀地分配到两侧臀部。

（2）放松腰背部，身体微微向后靠，使头、肩、腰、臀在同一直线上，避免头颈前伸与含胸驼背。若后背有悬空感，可在腰后放置一小枕头，以维持腰部自然的生理曲度。

（3）双脚平放在地面，大腿与髋关节、大腿与小腿的屈曲角度应在90°～110°以内为宜。如果双脚碰不到地面，可在脚下垫一个合适的脚凳。

（4）调整好椅子扶手的高度，让手臂搭在扶手上可自然屈肘90°，这有利于放松双臂与肩膀。

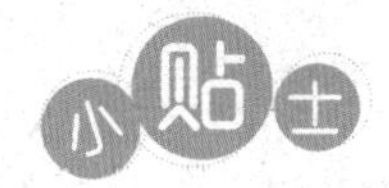

久坐与工作需要注意什么？

对腰椎病患者来说，久坐与工作这些看似很普通、很简单的日常行为可能都会让他们感到非常痛苦。有的腰椎病患者甚至无法保持坐姿10分钟。下面提供一些关于久坐及工作的小贴士，尽可能地减少腰椎病症状对日常生活的影响。

1. 久坐小贴士

（1）端正坐姿。正确的坐姿可参考前文。

（2）定时更换姿势。不管坐姿有多么标准，都不应该保持同一姿势超过30分钟。久坐时，可每隔30分钟就转换姿势，让腰部得到适当的休息，如站起来散散步。

（3）当想要转身拿东西或者跟旁边的人说话时，应该转动整个身体而不仅是扭腰；从座位上站起来时，应该依靠双腿发力站起来，而不是腰背前倾发力。

（4）适当运动。为放松腰部肌肉，仅依靠每30分钟就站起来倒茶或者上厕所等活动是远远不够的，因为它们无法放松僵硬的腰背肌肉。所以，在休息时，可以加入1 ~ 2分钟的简单运动，以活动腰椎，舒缓椎间盘压力，如脊椎转体运动。

（5）定期锻炼。为了减少久坐对腰椎带来的负荷，最好每天抽出20分钟进行康复锻炼。

2. 工作小贴士

（1）电脑屏幕距离身体大约为一臂长。

（2）电脑屏幕的顶部与水平视线的高度差不应超过5cm。如果屏幕高度太低，可在电脑底下垫一个支架以保证适当的屏幕高度。

（3）键盘应摆在电脑前面，但需确保键盘距离桌子的边缘大约10 ~ 15cm，以保证打字时手腕可得到足够的支撑。

（4）鼠标应放在键盘的旁边，确保可以很轻松地拿到。

2. 椅子背后的“学问”

良好的坐姿和舒服的椅子才算得上标配。一把合格的椅子，得是一把对腰好、符合人体工程学的椅子。一把舒服的椅子对于缓解腰背疲劳、纠正不良坐姿、预防腰椎病复发也是非常重要的。

（1）椅子的高度　为满足不同的身高要求，市面上很多椅子都可以手动调整高度。对大多数人来讲，坐垫离地面的适合高度大约是40～53cm。这可以保证当人坐下时，脚可以平放在地板上，桌子与大腿、桌子与手臂均持水平状态。

（2）椅子的宽度　椅子的座位太窄会让人有受压迫的感觉，会限制向前倾或者向后靠的角度。所以，在挑选椅子时，应预留部分空间让身体活动。不妨选择坐下时，膝盖后侧距离椅子约有5～10cm的椅子。这样，即便你在后背放上小靠枕，也有足够的位置坐着。

（3）椅子的靠背　一把符合人体工程学标准的椅子，它的靠背应该可以很好地支撑腰椎，保持腰椎的正常生理曲度，这可以帮助人保持良好坐姿。

如果一把椅子没有良好的腰背支撑，那会难以长期保持正确的坐姿，而逐渐出现头前倾、驼背、弯腰等不良姿势。这些不良姿势会使得腰背肌肉被过度伸展，腰背肌肉出现劳损，腰肌力量变差。腰肌力量变小即意味着支撑腰椎的力量减少，腰椎的稳定性下降，久而久之就导致腰痛，增加腰椎间盘突出症复发的风险。

椅子靠背的宽度标准大约是43～50cm，主要有以下两种：

① 座位与靠背是分开的，这种可以很容易地调节靠背的高度和角度。

② 座位与靠背是一体的，这种宜挑选靠背可向前或向后调节锁定的类型。

注意

如果椅子靠背与腰椎之间的间隙较大，不妨在中间放一个大小适宜的靠枕支撑腰背。

（4）椅子的材料　椅子，尤其是靠背和坐垫应该有足够的填充物，以给臀部和腰椎提供足够的缓冲，并且以透气性强的材料为佳。

（5）椅子的扶手　扶手可以给肩膀和手臂提供足够的支撑，预防肩膀和手臂的快速疲劳。所以，购买椅子时，不妨挑选可以轻松调节扶手高低的椅子。但如果喜欢的椅子扶手是固定的，不妨挑选坐下时，手臂搭在扶手上能够自然屈肘呈90°的。

另外，一把可以转动的椅子可以避免转腰、扭腰动作。坐着时想转身，转动椅子即可，而非腰背。这样可预防因过度转动腰背而导致脊柱不稳定，加重腰椎病症状。

二、如何调整站姿?

不良的站姿，除了看上去没气质，影响形象外，还会增加腰椎的压力，增加关节间的磨损，例如，弯腰前倾的站姿会增加腰椎间盘的压力，容易加重腰椎病症状。良好的站姿不仅可以减轻腰椎间盘的压力，减轻腰椎病症状，而且对于身体其他部位的正常功能发挥也是非常重要的，或许，还可以让人看起来更高一些。

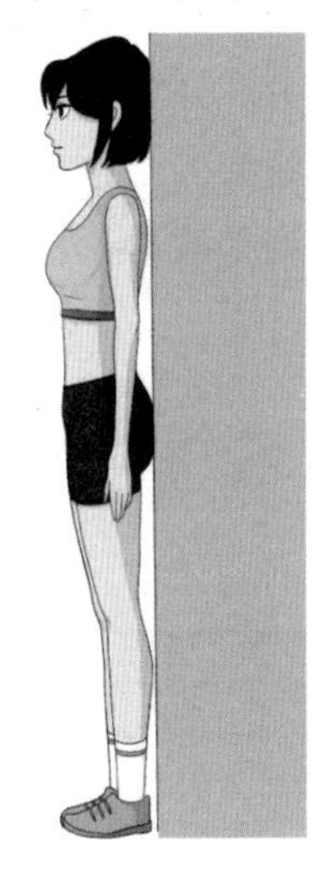

1. 正确的站姿

（1）目视前方，微收下巴，让耳垂与肩膀在同一直线上，可避免头部前倾、后仰或侧倾。

（2）肩膀微微向后，双臂自然地在身体的两侧垂下，可避免含胸驼背。

（3）微微收紧腹部与臀部肌肉，可避免骨盆过度前倾。

（4）微微屈膝，可避免膝关节过度伸直，避免增加膝关节的负荷。

2. 如何快速检查站姿是否正确？

检查方法：以平时的站立姿势靠墙站立。测量颈部与墙壁、腰背部与墙壁之间的距离。

测试结果：距离小于5cm，说明姿势良好。距离大于5cm，说明姿势不良，或者可能存在脊柱变形等情况。

3. 如果很难调整到正确的站姿，该怎么办？

虽然很多时候，不良站姿通常是人的惰性所致，但也有例外。缺乏运动、紧张的工作、缺少支撑的床垫，甚至连自卑的情绪都有可能引起姿势不良问题。如果在上述的测试中发现自己的姿势不良，并且难以自我调整，应该在物理治疗师的帮助下进行评估和姿势矫正。

维持良好的姿势，不仅需要学习正确的姿势并养成良好的习惯，还需要加强肌肉的锻炼，以确保有足够的肌力和耐力让肌肉、韧带和关节等组织可以较长时间地维持在同一位置，更好地抵抗疲劳。例如，强壮的核心肌群，可以让人在久站或久坐时不会那么容易疲劳。也就是说，通过肌肉力量和肌肉耐力的训练，可以让你更容易改善不良姿势。

久站需要注意什么？

（1）学会正确的站姿。正确的站姿可参考前文。

（2）能靠则靠。倚靠着稳固的支撑物可以减少站立的疲劳。

（3）经常在同一位置久站时，可在脚旁放一个脚垫，左右脚轮流踏在脚垫上，缓解脚底压力。

（4）长期久站时，可每隔30分钟就改变姿势，间歇休息5～10分钟，并做一些舒展运动。间歇休息有助于减少疲劳和肌肉关节的不适，在休息中伸展四肢还有助于减轻肌肉压力和促进血液循环。

三、如何调整睡姿？

仰卧睡觉时，你会不会发觉腰下方有些空，而且常常在起床的时候感觉腰酸背痛？这可能是睡姿不良引起的。

正常的人体脊椎从侧面看类似一个反“S”形。腰椎呈现向前凸的形状。对于腰椎病的患者，以普通的睡姿睡觉时，往往因难以维持自然的腰椎生理曲度，容易在起床时出现腰部僵硬、腰酸背痛的感觉。那么，该如何调整睡姿呢？下面介绍一些调整睡姿的小技巧。

1. 仰卧睡技巧

仰卧睡是最受欢迎的睡姿。当直接仰躺在床上时，臀部、背部和头部可以完全被床垫支撑。但由于腰椎生理曲度“向前凸”，仰卧睡姿对腰部的支撑反而是比较小的，尤其是对于伴随腰椎生理曲度变大的人。这会导致在睡眠过程中有种“腰部悬空”的感觉，让腰部无法放松，一直处于伸展活动状态，无法得到充足的休息。

有研究发现，腰椎间盘在仰卧位微微屈膝时的压力要比完全伸直腿的压力小。所以，可以这样做：仰卧，在腰部下方放置一个合适的腰枕，双膝下方垫1～2个枕头，让双膝微微弯曲；或者适当抬高双脚，让腰部能够平置于床垫。这样不仅可以让腰椎得到适当的支撑，避免腰部肌肉被过度伸展，还可以保持腰椎的正常生理曲度，减轻腰椎间盘的压力。

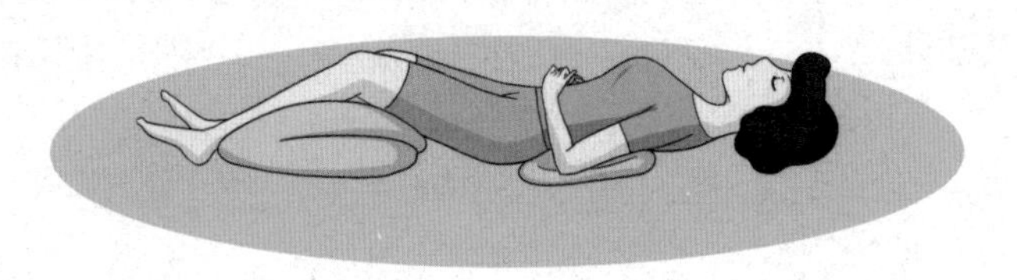

2. 侧卧睡技巧

侧卧睡是最流行的睡姿之一。侧卧时，脊柱可以很容易地维持自然的形状，这是很多人首选侧卧睡姿的主要原因。但是，侧卧睡有两个较为明显的缺点：①侧卧时，由于重力的作用，腰椎容易往腹部方向过度前凸。②侧卧时，当下肢膝关节无法与臀部在同一高度时，腰椎容易出现扭转与侧弯。这两个缺点，均会增加腰椎的压力，容易引起腰部疼痛或不适。但可以这样调整：侧卧时，在腰下方垫一个腰枕，双膝之间夹一个枕头。这样可以维护腰椎的自然生理曲度，减轻脊柱在睡觉时受到的压力，预防腰椎过度凸出、旋转与侧弯带来的不适。对于颈椎也有问题的患者，需要让枕头同时支撑头部与颈部的重量。

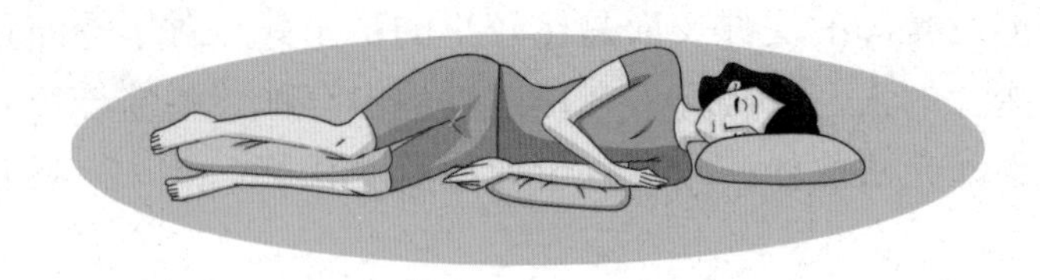

选好床垫养腰椎

人的一生中基本有1/3的时间都在床上度过，只有晚上睡好，白天才有充沛的精力努力学习、工作、娱乐。一张合格的舒适床垫，能保持脊柱的正常生理曲度，让脊柱及其周围肌肉、韧带、关节等组织得到充分的休息，对促进腰背劳损及腰背疼痛的恢复也非常重要。选购床垫时，最好是自己试躺几分钟。太硬或者太软的床垫也会导致睡姿不佳，那应该如何挑选适合的床垫呢?

（1）床垫的软硬度　研究发现，中等硬度的床垫有助于改善非特异性腰痛患者的疼痛与活动功能障碍。其中，非特异性腰痛可理解为从腰部到臀部之间的疼痛，通常伴有腰部活动受限。偏硬的床垫，容易使头部、肩膀和臀部被过度支撑，导致脊柱的正常生理曲度发生扭曲，周围的肌肉被过度伸展而腰背酸痛；偏软的床垫，容易让躯干陷下去，床垫无法给脊柱提供充足的支撑，脊柱及其周围的肌肉组织无法正常休息；而中等硬度（软硬适中）的床垫，符合脊柱的正常生理曲度要求，既不过度支撑，也不会塌下去，支撑得当，能让脊柱得到正常的休息。软硬适中的床垫可以让肩部和臀部略微下沉。购买床垫时，可以现场试躺几分钟感觉床垫的舒适度，同时可以拍照查看肩部和臀部的下沉情况。

（2）床垫的材料　市面上常见的床垫有弹簧床垫、乳胶床垫、泡沫床垫等，选购时可以逐一试躺，找到最适合自己的那一款。

① 弹簧床垫：弹簧床垫的承托能力较好、耐用透气性好，是较常用的床垫。选购时，以弹簧越粗、密度越高、材料越硬、衬垫厚度和软硬度适中，试躺时将手用力按下去摸不到弹簧者为佳。弹簧床垫的衬垫通常由聚氨酯泡沫、膨化聚酯或棉絮等材料组成，衬垫的软硬舒适度会直接影响睡眠质量。

② 乳胶床垫：乳胶具有高超弹性，与身体的贴合度高，能为脊柱提供较好的支撑，但天然乳胶的价格稍贵。

③ 泡沫床垫：好的泡沫床垫具有感温特性，也有较好的回弹性和透气性，可以为腰背提供较好的支撑，但其中的化学成分容易导致过敏反应，且使用寿命较短。

（3）床垫的新旧　旧床垫对脊柱的支撑会减少，较难维持正常的脊柱生理曲度，更容易导致腰痛的出现。根据美国国家睡眠基金会的说法，床垫的使用寿命约为8年。但更换床垫的时间最终还是取决于床垫的质量与类型。内置弹簧床垫一般可使用10年，记忆床垫一般可使用10 ~ 15年。因此，如果家里的旧床垫已经使用超过8年，或是觉得床垫已经变形，无法让脊柱处于自然的生理曲度，那么建议及时更换新床垫。

选购床垫时，注意选购正规生产厂家的床垫，一般有较长的保修、试用期。在试用期限内，如发现床垫不适合，可以及时更换。

四、打喷嚏、咳嗽的姿势也有讲究吗?

不少腰椎病的患者都抱怨过同一件事：我就打了一个喷嚏，然后就腰痛得不行。没错，打喷嚏或者咳嗽都可能会加重腰椎病症状。这可能有3个方面的原因：①打喷嚏的瞬间，腰椎病患者的身体被剧烈晃动，腰椎的稳定性受到影响。②打喷嚏时，出于礼貌，有可能会立马转身远离身边的人。但这个突然的转身动作可能会拉伤颈部和腰背部的肌肉，引起疼痛和不适。③打喷嚏或者咳嗽时，由于空气瞬间被吸入体内，腹压会突然增大，造成腰椎间盘的压力突然增大，有可能引起腰椎间盘的损伤，甚至导致椎间盘内的髓核组织由纤维环的裂隙渗出增多，或被挤压到椎管内，进一步刺激周围的神经组织，产生神经压迫和炎症，引起明显的腰痛甚至下肢放射痛等症状。

为减轻打喷嚏或咳嗽对腰椎的不良影响，可以适当调整打喷嚏的姿势：①打喷嚏时，应让腰部微微向后靠，放一只手或枕头在腰部后方支撑，防止腰背部向前晃动。②打喷嚏时，可稍微屈膝，帮助减少身体晃动的幅度。

五、如何正确搬重物?

搬重物时容易闪到腰，因为在搬重物的时候，往往是腰背部弯曲、双腿直立的姿势，腰背部长时间受力过多进而受伤。使用这种姿势搬重物，腰部会作为发力的“主力军”。这个时候，腰部承受的压力，会不均匀地分散在椎间盘和腰部的肌肉中，导致椎间盘的一侧被挤压收缩，而另一侧会被强制性地伸展。长此以往，就容易造成纤维环内髓核的移动，压迫脊神经造成腰痛，从而导致腰椎病。对于已经有腰椎病症状的患者，可能会出现腰椎病症状加重的情况。

因此，在搬重物的时候，要注意以下几点：①靠近要搬的重物，两腿分开站稳。②保持腰背部直立，腰部前倾屈膝接近重物。③上身向前探，握紧重物，使其尽量靠近身体。④直立上身以保持平衡，并通过腿部的力量将重物搬起。

注意

动作要平稳，不要猛然用力。

这样，可以避免弯腰用力搬重物时腰部用力过猛，发生腰部肌肉和韧带的扭伤。尤其是腰椎病患者，在搬重物的时候，要格外注意使用正确的姿势，以减少腰部的发力，从而避免加重症状或导致病症复发。而且，在搬重物时，尽量不要一个人逞强，最好找家人或朋友来帮忙。

控制体重很关键

随着人们生活水平的不断提高，体重指数过高者即过度肥胖者的人数不断增加。众多的腰椎间盘突出症患者，长期卧床，活动量减少，缺乏体育锻炼，也会导致体重增加。

过度肥胖必然会导致腰椎负重的增加和椎间盘压力的增大，腰椎退行性变的速度加快；同时也会降低腰椎的灵活性和协调性，使腰椎在活动时更容易扭伤。因此，要预防腰椎间盘突出症，应该加强适当锻炼，控制饮食，降低体重，减轻腰椎所承受的负荷。

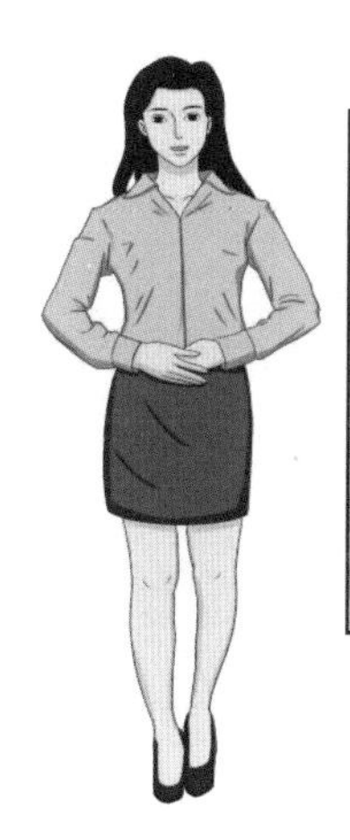

女性理想体重表

身高/cm	标准体重/kg
150	44.5～50.0
152	45.6～51.0
154	46.7～52.1
156	47.7～53.2
158	48.8～54.3
160	49.9～55.3
162	51.0～56.8
164	52.0～58.2
166	53.3～59.8
168	54.7～61.5
170	56.1～62.9
172	57.5～64.3
174	59.0～65.8
176	50.4～67.2

男性理想体重表

身高/cm	标准体重/kg
160	54.9～60.3
162	55.9～61.4
164	57.0～62.5
166	58.1～63.7
168	59.2～65.1
170	60.7～66.6
172	62.1～68.3
174	63.1～69.9
176	64.9～71.3
178	66.4～72.8
180	67.8～74.5
182	69.2～76.3
184	70.1～78.1
186	72.1～79.9

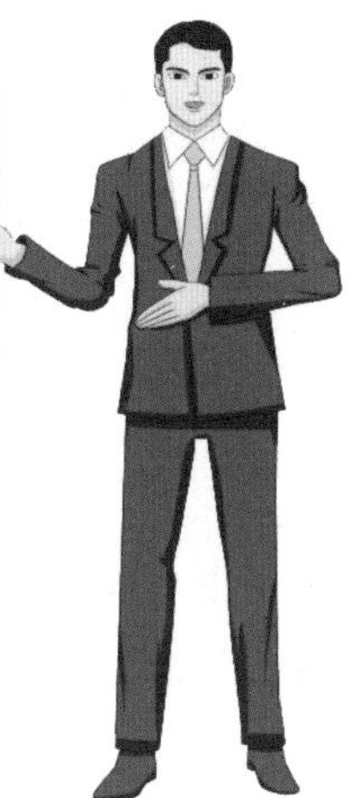

健康饮食要注意

虽然腰椎病不像糖尿病之类的疾病，有特定的食谱，对食物的摄入有严格的要求，但是我们仍然可以通过饮食来帮助改善症状。均衡的饮食营养有利于滋养腰椎中的椎间盘、关节及其附近肌肉、韧带等组织，使腰椎发挥最佳功能以支撑躯干。

一、日常饮食小知识

1. 添加糖

“添加糖”，又称自由糖，可以理解为加在食物里的所有糖。研究发现，高“添加糖”的饮食会导致低度炎症，也就是说，当人体处于急性炎症期，摄入过多的“添加糖”会影响炎症的消散，有可能延长急性期的时间。另外，摄入过多的“添加糖”还会导致肥胖，直接增加椎间盘的压力，影响其自我修复。目前，世界卫生组织关于“添加糖”的摄入量，建议每天不超过7茶匙（30g）。

2. 钙

摄入充足的钙有助于人体保持必要的骨量水平，预防骨质疏松症，防止脊椎的老化和椎间盘的退变。富含钙的食物包括：乳制品，如牛奶、酸奶和奶酪；绿叶蔬菜类，如羽衣甘蓝、白菜；豆类和豆制品，如豆腐；鱼类，如沙丁鱼和鲑鱼；其他，如杏仁、橙子等。

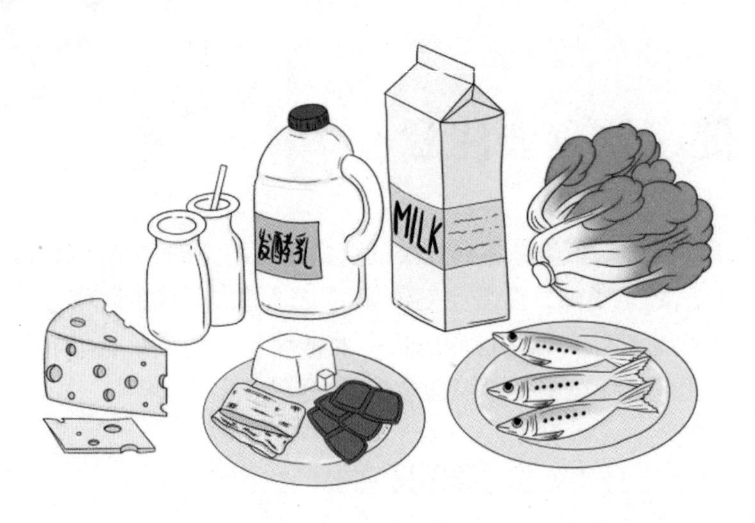

3. 镁

镁是组成骨基质的重要矿物质，缺镁不利于腰椎健康，及时补充镁，可以帮助维持骨密度和预防腰椎问题。富含镁的食物包括：绿叶蔬菜、鱼类、豆类、种子、坚果、全谷物、酸奶、鳄梨、香蕉和黑巧克力（可可含量70%及以上）。

4. 维生素K_2

维生素K_2可把钙平均分配至骨骼及周围的软组织中，对骨骼的新陈代谢至关重要。维生素K_2与钙结合有助于腰椎及全身骨骼保持健壮。维生素K_2可以从食物中摄入，也可以由膳食中的维生素K_1在人体内经消化酶转化而成。富含维生素K_2的食物包括：肉类、奶酪、蛋黄和其他乳制品。而维生素K_1存在于绿叶蔬菜中，如菠菜、羽衣甘蓝和西蓝花。

5. 维生素C

保持摄入充足的维生素C，有助于治疗损伤的肌肉、肌腱、韧带和椎间盘，并对保持椎骨强壮至关重要。富含维生素C的食物包括：水果，如草莓、猕猴桃、橙子、番石榴、葡萄柚；蔬菜，如西红柿、西蓝花、菠菜、彩椒。

6. 维生素B_{12}

维生素B_{12}是形成人体骨骼细胞和骨髓内红细胞的物质，维生素B_{12}缺乏性贫血与骨质疏松症有关。富含维生素B_{12}的食物包括：动物蛋白质，如蛋、鱼、家禽或肉制品；乳制品，如牛奶、酸奶和奶酪。

注意

由于蔬菜瓜果等植物中未发现维生素B_{12}，所以为预防贫血，长期素食者应在医师的监督下补充维生素B_{12}。

以上介绍的是从饮食中摄取营养物质，如果想摄入营养补充剂，建议在医生或营养师的指导下服用。

二、手术前后饮食要点

（1）腰椎间盘突出症患者在手术前要注意补充适当的蛋白质，每日蛋白质的量可达100～150g左右，尽量选择富含优质蛋白质的食物，如奶及奶制品（年纪大的患者最好选用脱脂鲜奶或奶粉）、蛋类、大豆粉、动物的肝脏、瘦肉、鱼、鸡肉、酸奶等，每日3～5餐。手术前一天晚上（如果没有糖尿病）可多吃些无脂的糖果。食谱的安排在原来饮食的基础上注意增加全脂或脱脂奶1份、酸奶1～2份、鸡蛋1个、大豆粉适量或豆腐1份，动物肝脏或肾脏适量。

（2）手术后开始进食时，首先要以汤类、蔬菜水果类为主，蔬菜放一点盐和油煮熟，遵循“吃青菜喝清汤”的低盐低脂饮食，多喝鲜榨果汁。注意蛋白质的补充，最好选用牛奶、蛋黄、酸奶等。晚上少喝茶、咖啡等刺激性饮料，防止失眠影响恢复。如果术中失血过多，饮食中适当补充动物肝脏、血制品及豆腐等。术后饮食要少量多餐，如每日5～6餐较为合适。

（3）术前术后大便通畅很关键，所以一定要在饮食中添加富含纤维素的食物，如芹菜、木耳、竹笋、苹果、香蕉等，以保持大便通

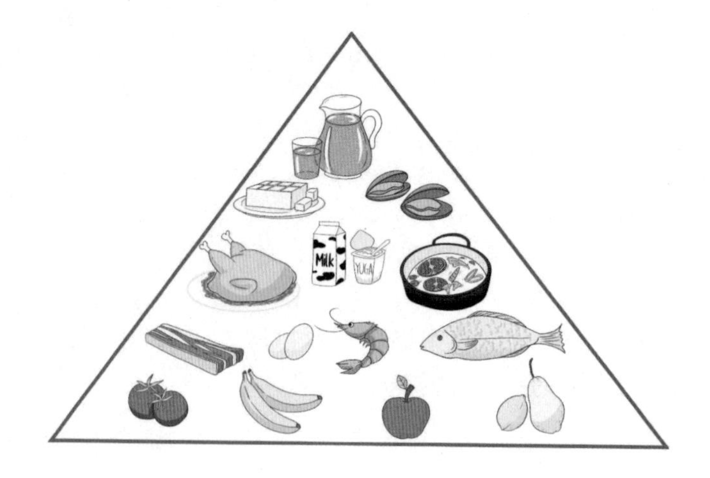

畅。假如大便不畅，晨起饮食时可喝点淡蜂蜜水或淡盐水。

三、日常饮食注意事项

患腰椎间盘突出症后日常生活中某些饮食习惯需多加注意。这是因为患者由于生病卧床而活动量减少，饮食的热量摄取方面就应该适当减少，特别是在急性期绝对卧床的患者，不仅活动量减少，消化功能也明显降低，胃肠蠕动缓慢，故应注意合理安排饮食。

（1）为了能够每日规律排便应多吃蔬菜、水果及豆类食品，尽量少食肉及高脂肪的食物，防止大便干燥、腹压增加而致病情加重。应少食多餐，每日可吃4 ～ 5次。

（2）饮食结构应包括一些含有增强骨骼强度、肌肉力量，提高恢复功能的营养成分。注意保持饮食营养平衡，特别是要摄取含有钙、磷、蛋白质、B族维生素、维生素C、维生素E较多的食品，以缓解疼痛，消除疲劳，有助于纤维环破裂后的修复，扩张血管、促进血流、消除肌肉紧张，减缓组织老化。

（3）如有咳喘病史，就少吃或不吃咖喱、辣椒等刺激性食物，以免引起咳喘而使腰腿痛症状加重。

休息保护不能少

一、腰椎间盘突出症患者卧床休息要注意

卧床休息是最古老、最常用的非手术治疗方法，与腰围固定器一样，也是一种制动手段，同时可以减轻腰椎关节的重力负荷。

一般在神经根刺激症状比较严重时都应该卧床休息。但随着刺激症状的逐渐减轻，卧床时间应该相对减少。因为长期卧床会造成颈部肌肉的缺血和关节僵硬，形成颈椎病发生、发展的条件。很多腰椎病患者长期卧床后都会继发颈椎问题。因此急性期卧床不应该完全制动，只要不产生刺激性症状，就应该积极做一些肢体的规律性运动，尤其是下肢的屈伸活动。

二、科学选择床具

卧床的床具应该是硬板床加厚褥子（约6层军用褥子的厚度），也可以使用加强床垫。判定床具的硬度有一个简易的方法：仰卧位放松状态，用自己的手平展开伸到腰下，如果感觉到比较有阻力但基本能够插入，意味着床的硬度恰到好处；如果十分费力也很难插入，说明床具太软；反之，太容易插入，说明床具太硬。不过，也有例外的情况，有些人由于先天或后天造成的某些畸形（如驼背等），并不一定非要卧硬板床。最重要的标准是，只要卧床时腰部最舒适，床具就最合适。

还需要注意的是，床具的硬度随着病情的变化有时也需要变化。急性刺激期大都需要卧较硬的床具，康复以后部分人可以恢复原先的床具。

三、矫形器与助行装置

矫形器和助行装置适用于非截肢的有肢体运动功能障碍的患者，包括腰椎间盘突出症时期骨骼畸形、脊柱侧弯者。其作用是稳定支撑，固定保护，减轻负荷，矫正畸形。根据患者情况可长期使

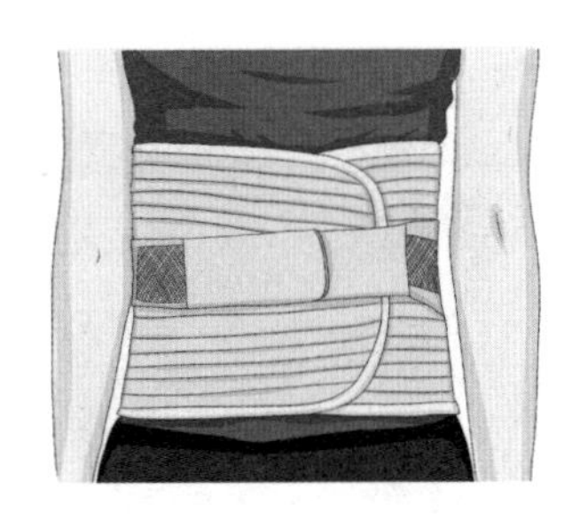

用或临时使用（术后或外伤后）。

四、正确选择护具

1. 高腰硬护托

成型硬胶板支撑腰骶部及腹部；滑轮手拉绳设计收紧腰椎及腹部。

适合病症：中上段脊椎滑脱，不稳定性、稳定性骨折，术后腰椎间盘突出。

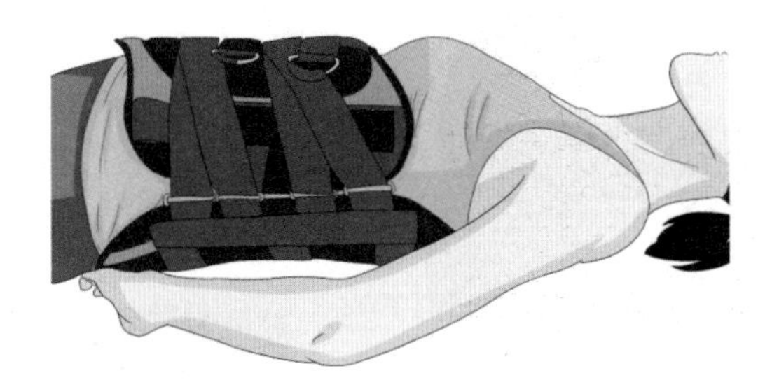

2. 腰骶椎硬护托

由透气自黏布料制成，成型硬胶板支撑腰骶部及腹部，两侧用拉绳式收紧腰腹。

适合病症：腰骶椎移位，不稳定性、稳定性骨折，术后。

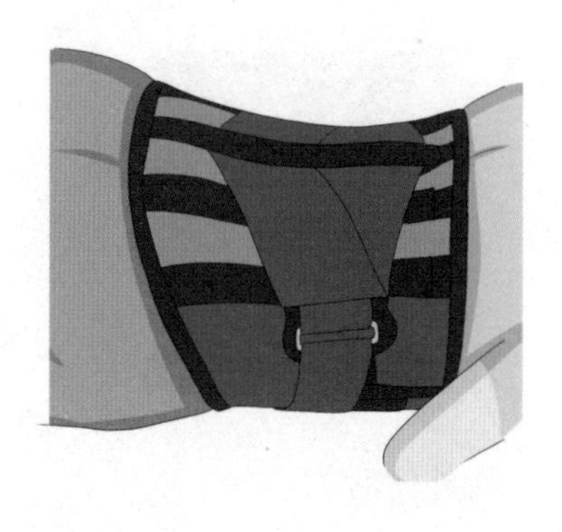

3. 拉绳式护腰带

其独特的省力手拉绳滑轮收紧式设计，方便老年人佩戴，由透气布料及塑料滑轮制成，内藏有成型胶板支撑腰部。

适合病症：因脊椎退行性病变引起的背痛、脊椎手术康复、脊椎移位、骨质疏松引起的背痛及坐骨神经痛。

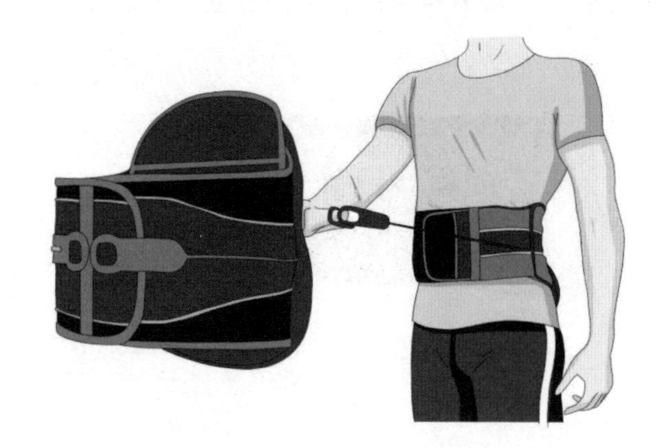

4. 家用腰椎牵引器

采用双侧手动机械升降杆及配合下肋骨带和骨盆带的支撑力进行牵引以拉开腰椎间隙。用手推动升降杆上的齿轮装置便可产生拉力，在卧、立、行走等姿势下进行分离牵引可同时用作支撑固定腰部患处。

适合病症：慢性腰痛、腰椎间盘突出症、坐骨神经痛。

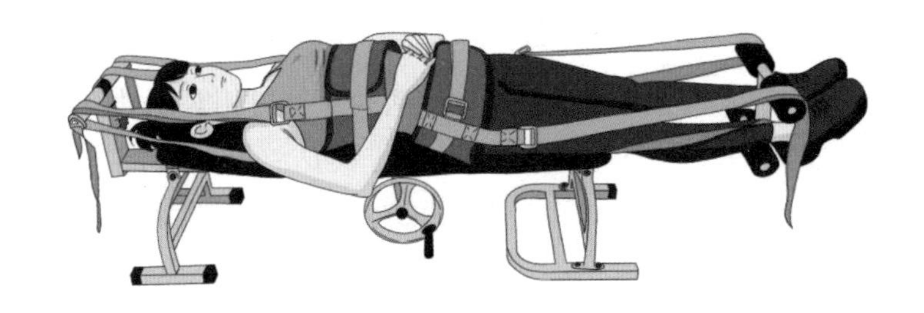

五、腰痛治疗带

腰痛治疗带的设计结构具有磁疗的功效，对于因扭伤、久坐、寒冷等原因导致血液循环不畅、瘀血、水肿等引起的腰痛，磁疗可以改善微循环和组织代谢，促进血脉通畅从而达到镇痛目的。对于因腰部炎症、腰椎退行性改变引起的腰痛，磁疗可以提高致痛物质水解酶的活性，使缓激肽、组胺、5-羟色胺等致痛物质水解或转化，达到镇痛的效果。对于肾虚腰痛、牵扯性腰痛等，磁场作用于人体，通过经络穴位增强生物电磁能，可推动经气的运行，疏通经络，达到通经镇痛的效果。腰痛治疗带使用起来非常方便，可以根据自己的体型或舒适程度调整系带，不论是行走锻炼或伏案工作或卧床休息均不影响治疗。

腰椎间盘突出症患者在选择腰痛治疗带时应选真皮带，因为真皮带体加厚不透气的设计，可确保所覆盖的患部保持较高的皮肤温度和潮湿度，产生自身热蒸理疗效果，有利于增加局部血液循环。真皮带体内层附加有支撑曲度钢片，具有牵引和固定治疗的优点，可有效支撑腰椎，增强腰肌收缩力，能更好地治疗腰椎间盘突出症导致的腰痛。

六、腰围固定器

腰围固定器可以相对限制腰椎的活动，通过相对制动减少局部已经受累的关节产生运动诱发刺激，进而达到减少局部损伤性刺激、缓解疼痛的目的。大部分患者都适合佩戴腰围固定器，但是一般都不需要24小时佩戴。

佩戴腰围固定器也有一些事项要注意：

（1）一般只是在有疼痛刺激或活动状态下腰椎容易失稳时才佩戴腰围固定器，失稳的表现就是出现疼痛或不适感加剧。

（2）卧床时不应该佩戴腰围固定器或固定支具。

（3）通过治疗，病情减轻或病情不严重，不影响一般简单的生活自理行为时，不必总是佩戴腰围固定器。只需在长时间行走或外出坐车时佩戴，长期佩戴会造成腰椎旁肌肉僵硬，甚至局部肌肉萎缩。

运动适当不伤身

许多腰椎间盘突出症患者是在体育运动中发生腰部损伤引起腰椎间盘突出的，这是因为椎间盘具有缓冲暴力、减轻震荡的作用，人们在运动中椎间盘经常会受到体重、肌肉和韧带张力的影响和挤压。当进行诸如跑跳或负重等体育运动时，易使纤维环发生退行性改变，引起破裂，使髓核脱出，压迫神经根，产生腰腿痛症

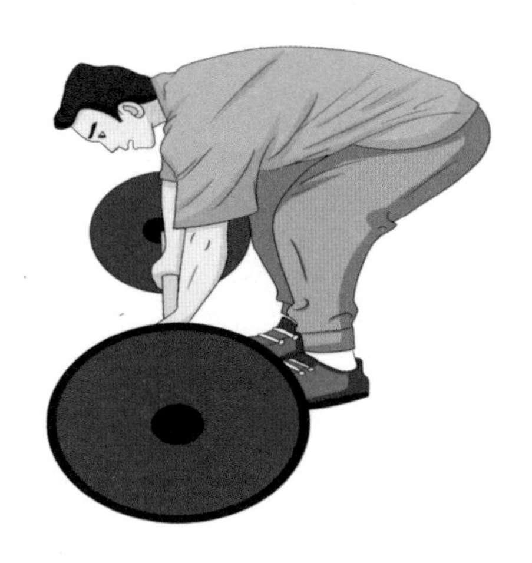

状。因此，外伤尤其是积累性损伤，是纤维环破裂、椎间盘突出的诱因。

一、体育运动的注意事项

（1）在进行体育运动之前，要有充分的准备活动。无论何种体育运动，在正式开始前均应对脊椎、四肢进行由小幅度到大幅度、由慢到快的准备活动，以腰部充分活动、四肢关节灵活为度。

（2）在体育运动中，应合理安排腰部运动量。运动量应由小到大，循序渐进，并在运动中有一定时间的间歇，以避免腰部过度疲劳。

（3）注意运动姿势。所有体育运动均涉及脊柱的姿势是否正确。尤其应注意的是体育运动中的腰部状态，应尽力保持其自然体位。

（4）在腰部负荷较大的体育运动中，应加强腰部保护措施。如进行举重等运动时，应佩戴宽腰带或弹性的腰围固定器。这样不仅能够起到加强腰部肌肉力量的作用，而且可适当限制腰椎的过伸或过屈活动，从而起到一定的保护作用。

（5）腰部损伤应及时、正确治疗。在腰伤未愈的情况下切不可继续训练，以免反复损伤，迁延难愈。

二、适宜的运动

1. 游泳

人在游泳时，通常会利用水的浮力俯卧或仰卧于水中，使全身特别是颈椎、腰椎松弛而舒展，身体得到全面、匀称、协调的发展，从而使肌肉线条流畅。在水中运动，减少了地面运动时对椎体的冲击性，降低了椎体的劳损度，使椎间小关节不易变形。此外，水的阻力可增加人的运动强度。但这种强度，又有别于陆地上的器械训练，是很柔和的。事实上，很多游泳爱好者曾患脊柱疾病，通过游泳锻炼，不知不觉地痊愈了。

适当的游泳对腰椎病的康复是有一定帮助的，这主要表现在以下几点：①游泳是一项低负荷运动，水的浮力可减轻游泳动作对背部施加的压力。②游泳可以伸展身体的各个部位，拉伸和放松腰背部肌肉。③游泳是抗阻的有氧运动，可以增强支撑脊柱的肌肉力量。④游泳可以刺激人体血液循环，改善腰背部的血液供应，促进新陈代谢，缓解疼痛。

但是，在腰椎病急性发作期不宜游泳。游泳适宜在恢复期进行。同时，游泳时需注意：

（1）不宜去海边或水流比较急的地方游泳。意外发生时，腰椎病患者没有强大的肌肉力量支撑快速脱离危险，故适合在游泳池游泳。

（2）避免过度伸展的游泳姿势。例如蝶泳对肌肉的力量要求较大，不适合腰椎病患者。蛙泳虽可以锻炼腰腹和肩背部的肌肉，但是动作过大时也会过度伸展腰背部肌肉，所以腰椎病患者蛙泳时不宜动作过大。而仰泳时，水会支撑腰背部，可以保护脊柱免受过强的压力和冲击，所以仰泳非常适合腰椎病患者。

（3）下水前先热身，每次热身不少于10分钟。热身运动可以参考腰部的康复运动。

（4）下水时，应该先走进游泳池，浸湿身体高达胸部位置。这样可以让身体慢慢地适应水温的刺激，预防由于温度变化对腰椎及神经的突然刺激而引起的不良反应。

（5）每周的游泳次数不宜超过3次，避免过度疲劳引起肌肉劳损。

2. 跳绳

跳绳可以强化肌肉力量，增强运动的协调感和平衡能力。由于跳绳比较单调，一般不能坚持很长时间，可以通过改变跳绳的方式来增加兴趣，延长运动时间，如向后跳、交叉跳、跳双绳、跑跳、双人跳、跟着音乐跳等。

3. 慢跑

跑步与游泳一样是一种全身运动，能起到提高心肺功能、防止肥胖、强化肌肉力量的作用。跑步也要根据自己的实际情况选用不同的方式。体质较差、病情较重的腰椎病患者，开始可采取慢跑和散步结合的办法。如觉得累，可多走少跑，如跑后身轻舒适，可多跑少走，逐渐增加跑的距离，慢慢过渡。原来有一定锻炼基础或体质较好、病情较轻的患者，可以一开始就进行跑步锻炼。跑完后要缓慢减少运动量，避免心脏和大脑出现暂时性缺氧，引起头晕、恶心和呕吐。因此，跑步后一定要做好整理运动，如出汗较多，应及时擦汗，穿好衣服，避免感冒。

4. 爬楼梯

上下楼梯可以起到增强肌肉力量的作用，尤其是下楼梯时，重心后倾，腰部肌肉收缩、舒张，对腰椎生理曲度的保护有很大的作用。

5. 跳交谊舞

在音乐声中放松身心，跳上一曲，可以增强腰腿部的肌肉力量，协调腰部与腹部的紧张关系。适当的运动量可以增强腰背肌肉力量，预防腰椎病复发，但运动量不能过大。

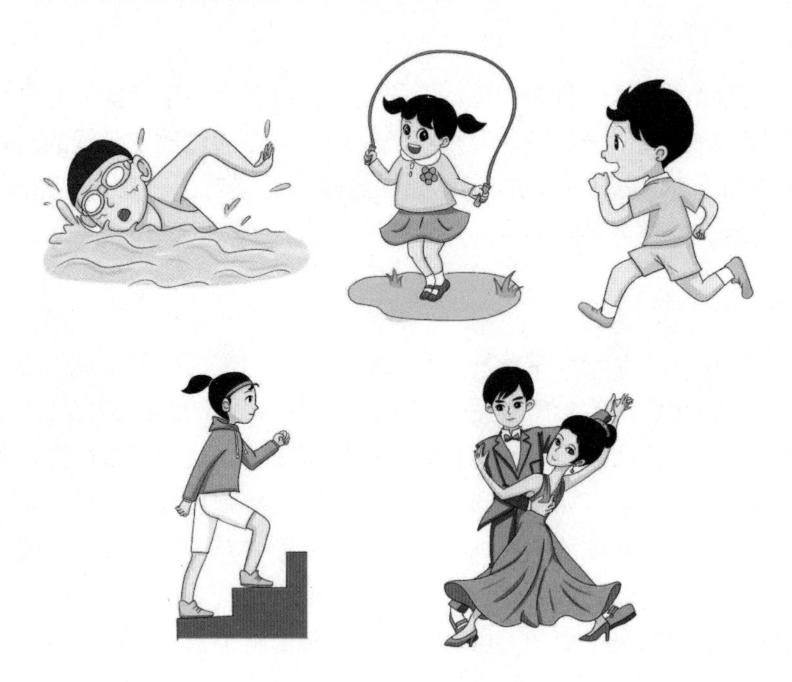

上班抽空得活动

生命在于运动，想要健康不能放弃活动。为预防腰椎病的症状加重，降低腰椎病的复发概率，除了保持良好的姿势，还需要坚持抽空活动一下筋骨。虽然上班繁忙，但坚持抽空运动，不但可以锻炼腰背肌肉，预防脊柱退化，维持脊柱健康，还可以长期有效地缓解腰椎病症状。另外，抽空运动还可以让人在长时间保持同一姿势时，适当放松腰背肌肉。所以，在久坐或久站期间坚持适当运动也是非常重要的。

一、适宜久坐办公的运动

1. 坐位腰部前拉伸运动

动作要点：

- 坐位，腰部前倾，尽可能让胸部贴近大腿。
- 直到腰背部有轻度拉伸感，保持10～30秒。

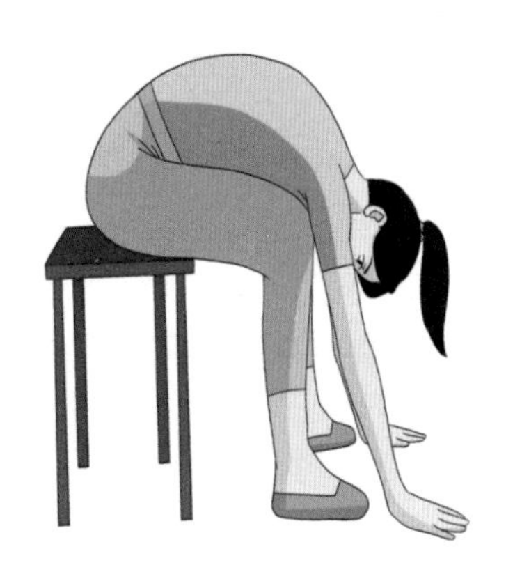

2. 坐位转腰拉伸运动

动作要点：

• 坐位，始终保持腰背挺直。

• 身体向右侧旋转，其中右手放在椅背上，左手固定膝关节。

• 直到腰背部有轻度拉伸感，保持10～30秒，换侧重复。

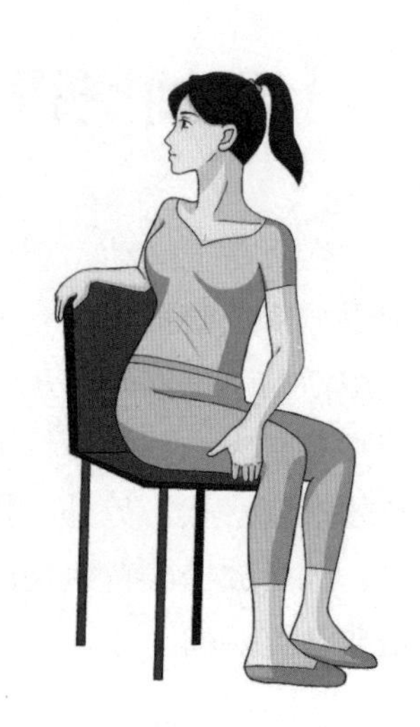

注意

进行该运动应保持腰背直立，不能弯腰。

3. 坐位前后摆臂运动

动作要点：

• 坐位，始终保持腰背挺直。

• 双手自然垂放在身体两侧，进行小幅度的前后摆臂运动，摆动10次。

注意

双手要放松，不要耸立双肩。

此运动可锻炼腰部的深层肌肉，提高腰椎的稳定性，缓解腰椎间盘突出症状。运动的关键不是摆臂，而是在摆臂过程中，保持腰部、骨盆稳定，不要摇晃。

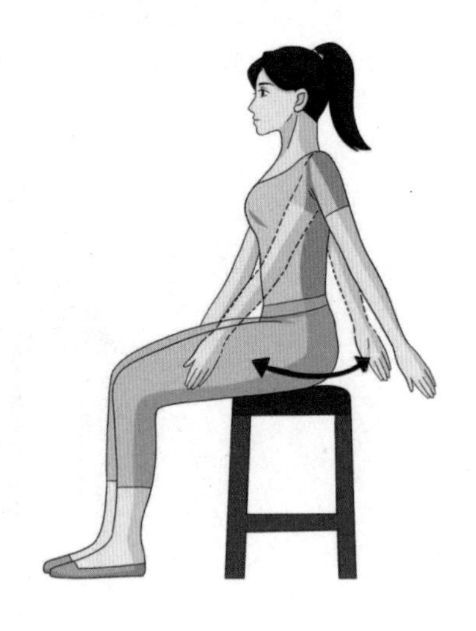

4. 坐位臀部拉伸运动

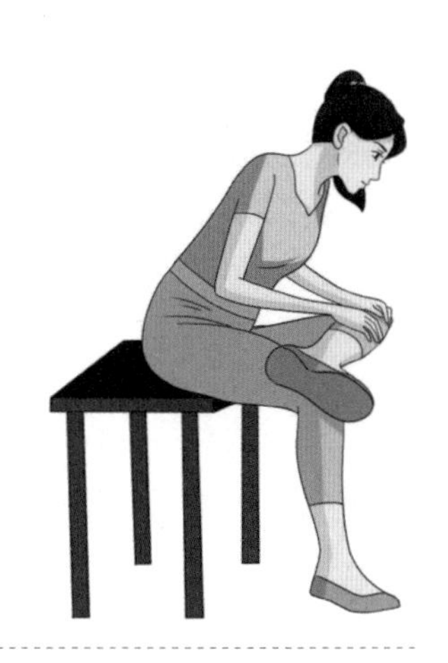

动作要点：

- 坐位，保持腰背挺直。
- 抬起有症状的腿，并搭在另一条腿上。
- 双手自然放在膝盖上，用手微微往下按压上方的腿，感到臀部外侧有拉伸感即可。动作保持10～30秒。

注意

如果下压腿部，臀部外侧仍没有拉伸感，身体可稍微向前倾，直到臀部外侧有拉伸感。

此运动可以放松臀部肌肉，减少紧张的臀部肌肉对神经造成的刺激，以缓解腿痛、腿麻症状。

5. 坐位大腿拉伸运动

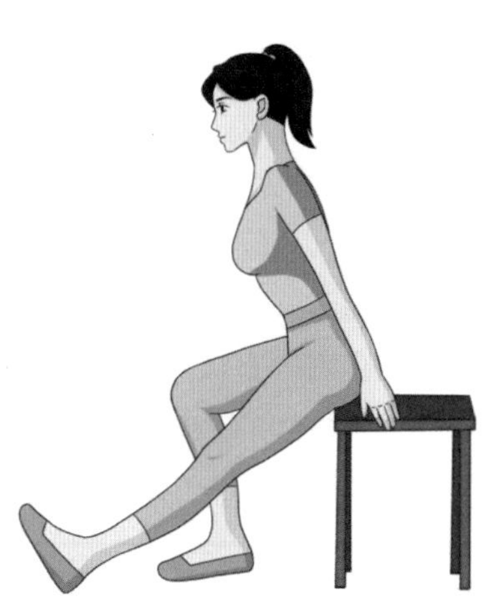

动作要点：

- 坐位，保持腰背挺直。
- 向前伸直有症状的腿，脚跟着地，注意膝关节伸直。
- 身体微微前倾，直到感觉大腿后侧有拉伸感。
- 动作保持10～30秒。

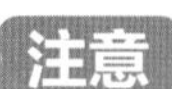

运动过程中腰背要挺直，忌弯腰。

此运动主要是拉伸放松大腿后侧肌肉（腘绳肌），以防止肌肉紧张对神经造成过度刺激，缓解腿痛、腿麻症状。

进行以上运动时，若症状加重，建议降低运动幅度或暂停该运动。

二、适宜久站工作的运动

即便在过去的研究中发现，久站对椎间盘的压力要比久坐小，但如果把以往研究数据统一分析，会发现久站与久坐对椎间盘的压力是相似的。也就是说，久站工作对腰椎间盘的压力也并不小。

另外，久站工作不仅对腰椎的压力大，对下肢肌肉关节组织的压力也非常大。由于挤压的作用，站立会让下肢关节内的液体减少，更容易造成关节间的磨损。在重力的作用下，久站会影响下肢血液循环，容易造成静脉曲张等情况。

1. 站立腰部前伸展运动

动作要点：

- 站位，双腿保持直立。
- 双手向前伸展，保持腰部直立向前倾。
- 如果可以，尽可能使颈、肩、背、臀在同一直线上。
- 腰背部有放松伸展的感受后，保持10～30秒。

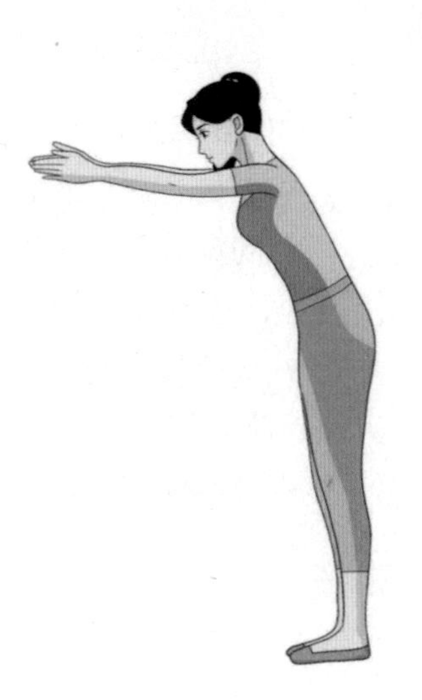

注意

如果疼痛度较高，可减小前倾幅度，并在动作之间进行休息。

2. 站立腰部后伸展运动

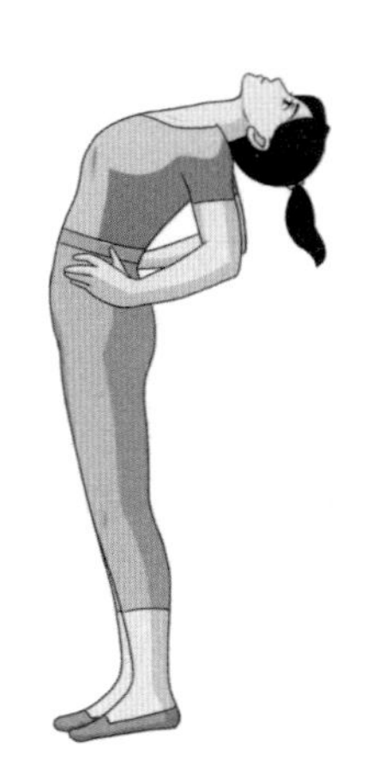

动作要点：

• 站位，双腿分开与肩同宽。

• 双手叉腰，拇指位于后背，帮助稳定腰部。

• 慢慢地向后弯腰，直到腰背部有放松伸展的感觉，保持10～30秒。

注意

如果疼痛度较高，可减小后弯腰的幅度，并在动作之间进行休息，或者直接暂停该动作。

3. 站立腿部伸展运动

动作要点：

• 站位，抬起一条腿。

• 像钟摆一样，由后向前摆动。运动过程中，会觉得大腿后侧有轻度拉伸感。

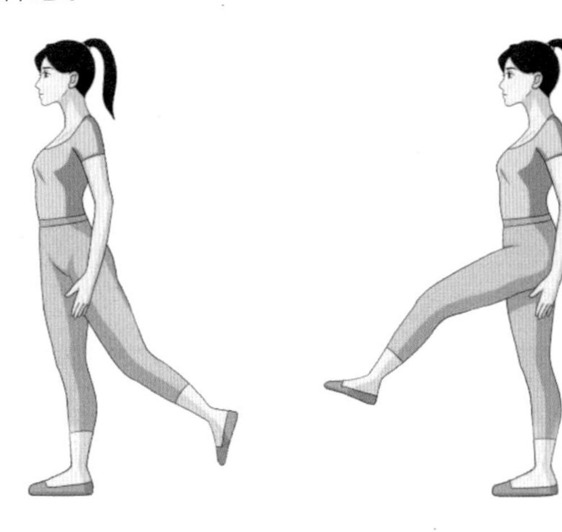

注意

如果疼痛度较高，可减小摆动的幅度，并在动作之间进行休息，或者直接暂停该动作。

4. 站立小腿拉伸运动

动作要点：

- 两腿保持前后站立。
- 前腿屈膝，身体往前倾拉伸后腿，直到后腿小腿肌肉有拉伸感，注意后腿脚跟不可离地。
- 保持拉伸姿势10～30秒。
- 放松后交换两腿位置，重复以上动作。

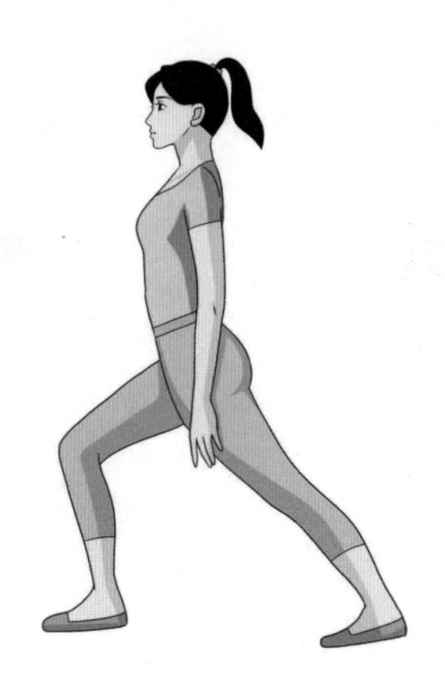

5. 股四头肌拉伸运动

动作要点：

• 右腿单腿站立，可伸出右手扶椅背以保持身体平衡。

• 左腿屈膝，同时向后伸出左手握住左脚踝。

• 尽量向上拉脚跟以接近臀部，同时大腿尽量向后倾，右腿保持伸直。

• 保持拉伸姿势10～30秒。

• 换另一侧重复以上动作。

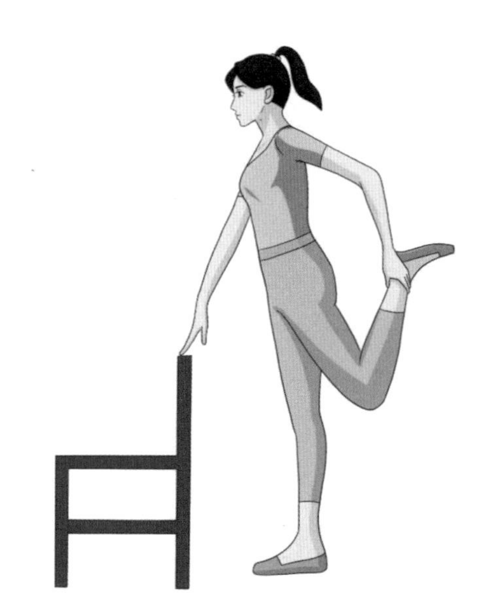

注意

拉伸的目标不是让脚后跟接触臀部，而是要感觉大腿肌肉逐渐伸展。如果不能在伸展时抓住脚踝，可以尝试使用毛巾绕着脚踝，并抓住毛巾两端进行拉伸。

6. 脚趾被动伸展运动

动作要点：

- 保持上半身直立，双膝跪地，弯曲脚趾支撑足部。
- 慢慢蹲坐在脚跟上直到足底有拉伸感，保持15秒。
- 返回起始位置。

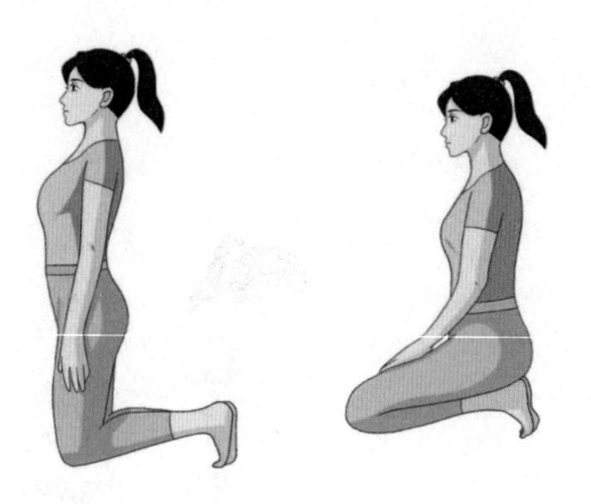

注意

做此运动时上半身需保持直立，脚趾需保持弯曲。若出现运动时症状加重，建议减小运动幅度或暂停该运动。

哪些说法是谣传？

一、腰椎病患者应杜绝弯腰与转腰

患腰椎病后，腰椎病患者的腰椎活动范围可能会减小，可能在弯腰、转腰时更容易引起腰椎病症状。确实，急速、突然或频繁地转腰或弯腰动作会增加腰椎间盘的压力，有加剧腰椎病症状的风险。因而，在腰椎病的急性期和康复期，一般是不建议腰椎病患者进行频繁且高强度的弯腰或转腰动作的。但是，这并不意味着需要完全杜绝弯腰和转腰，即弯曲或者旋转脊柱的动作。

长远来看，如果完全杜绝这类动作，并不会有利于腰椎病的康复，反而非常容易造成腰椎关节僵硬，进一步降低关节的活动度。而适当的弯腰和转腰动作有利于维持腰椎关节的活动范围，促进腰椎间盘周围的血液循环，为椎间盘的修复带来更多的营养物质，对腰椎病的康复是有帮助的。

当然，如果稍微弯腰和转腰导致腰椎病的症状加重，那么说明当前的身体状况仍不适合进行弯腰和转腰运动，这时，应及时控制弯腰和转腰动作的幅度和次数。

二、穿负跟鞋能有效缓解腰椎病

负跟鞋跟高跟鞋刚好相反，高跟鞋是后跟比前面高，负跟鞋是前面比后跟高。

其实，穿负跟鞋治疗腰椎病的有效性是一个有争议性的话题。有学者让10名试验者分别穿上中跟鞋、负跟鞋、船鞋、平跟鞋，在站立和走路中测量试验者肌肉的活跃度。研究发现，穿负跟鞋的试验者腰部肌肉的活动度有所增加。也就是说，穿上负跟鞋可以在一定程度上锻炼腰部肌肉。另外，负跟鞋前高后低，穿上它之后可以在一定程度上纠正骨盆前倾、腰椎前凸。

但是，也有人认为穿上负跟鞋后身体的重心集中在脚跟，脚踝负担的重量大大增加，并且小腿的肌肉长期处于绷紧的状态，容易造成肌肉拉伤。尤其对肥胖者来说，脚踝的压力会更大。另外，负跟鞋是前高后低，会使膝关节的位置或者力学发生改变，例如膝关节过伸，增加膝关节损伤的风险，造成疼痛。

综合以上的情况，如果你没有脚踝、膝关节的不适，穿上负跟鞋时感觉能够减轻腰椎病症状，那么负跟鞋是可以继续穿的。但是，一旦穿负跟鞋会加重腰痛或腿部疼痛，那么也没有必要坚持穿。

尽管试验中穿负跟鞋可以加强腰部肌肉的活跃度，但是也有小腿肌肉拉伤、膝过伸的风险，所以还是通过运动康复的方法锻炼腰部深层肌肉或者是纠正骨盆前倾，更加安全有效。

容易复发要谨慎

腰痛反复发作，是众多腰椎病患者一直苦恼的问题。相关的研究指出，与脊柱相关的急性/慢性腰背疼痛的复发率非常高，一年内的腰痛复发率可能高达84%。那么，是什么导致了腰痛的复发率如此高呢？主要原因有以下几个。

一、腰腹部深层肌肉弱化

一般情况下，腰椎的稳定性不足是引起腰痛的主要原因之一。一直以来，为了给腰椎提供强有力支撑，需要腰腹部的深层肌肉进行持续的收缩工作。我们能够维持特定姿势的久坐、久站，主要是依靠这些深层肌肉的持续收缩。如果这些深层肌肉出现弱化，不能正常收缩，会导致腰椎的稳定性下降，腰椎受到外力的过度压迫，引起疼痛。

值得庆幸的是，我们可以通过一些小动作把腰腹部的深层肌肉重新“激活”，增强它们的肌力，给腰椎提供足够的稳定性，预防腰痛。

二、职业影响

一项随访试验指出，司机的腰痛复发率最高，其次是护士。

在这项试验中，研究者随机抽取了2342例不同职业的腰背损伤患者进行为期3年的随访，以评估影响腰痛复发率的因素。结果显示：随访1年复发率为20%，3年复发率为36.3%；相比于女性，男性的复发率较高；复发率最高的职业是司机，高达42.1%。

而司机腰痛复发率偏高，主要有以下几个原因：①驾驶过程中对腰部造成的震动与职业要求的久坐。研究发现，久坐超过半个工作日，并且在此过程中全身常受到震动，同时以错误的姿势久坐，的确会增加腰痛或坐骨神经痛的可能性。②车内的空间有限，司机的四肢伸展困难、身体活动受限，双手长期握方向盘，使腰背部的肌肉高度紧张，压力越来越大。③驾驶时，车子的加速度向前，座椅和司机受力向后倾，重力集中在腰部，腰部长期受力出现劳损。④如果司机在空闲时间不注意运动，久坐少动将使腰背肌肉退化，支撑腰椎的力量变弱。以上的压力长期压迫腰椎，超出其承受范围，容易致使纤维环损坏、髓核突出，压迫到神经根，引发疼痛。

对于如何降低腰痛的复发率，相关的科学研究也给出了答案。在一项研究中，为了评估现有的21项腰痛预防措施对于预防腰痛反复发作的有效性，对3万多名腰痛患者数据进行整理分析。结果显示：使用运动康复和健康教育相结合的方法进行康复治疗和预

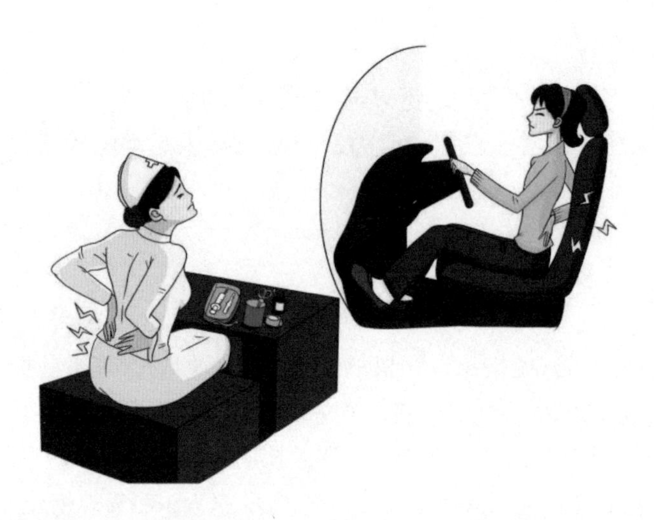

防腰痛的患者，其康复后第一年的腰痛复发率降低了45%。也就是说，运动康复和健康教育相结合的方法可有效降低腰痛复发率。仅仅依靠运动康复的腰痛患者在康复后的第一年腰痛复发率降低了35%，虽然没有前者高，但也较大地降低了腰痛复发率。也就是说，依靠运动康复与健康教育相结合的方法可有效预防腰痛复发。但其他的一些干预方法，例如单独健康教育、使用鞋垫、单独牵引等措施在预防腰痛复发方面的效果不甚理想。

开车时需要注意什么？

（1）调整好座位。司机胸部与方向盘之间的距离以25 ~ 30cm为宜，膝盖水平略低于臀部。坐直时，司机直视视线离方向盘顶部至少76mm。

（2）调整座椅靠背，可以支撑司机的整个腰背，使腰背保持直立姿势。如果向后靠得太远，头颈部可能会向前弯曲，会导致肌肉疲劳、颈部或肩部疼痛、手指刺痛等。

（3）保持膝盖距离座椅3 ~ 6cm。

（4）调整座椅头枕，使其顶部与司机的头顶齐平并且距离后脑勺约2cm。注意：头枕不是为了舒适而安装的。相反，它是一种安全装置，如果人在开车时追尾，它可以防止颈部的挥鞭性损伤，在事故中提供必要的保护。

（5）司机应该每隔2 ~ 3小时就下车活动几分钟，舒展一下紧张的腰背。

崔述生名医工作室介绍

崔述生名医工作室于2012年7月经北京市中医管理局批准成立，2017年晋升为“崔述生全国名老中医药专家传承工作室”。崔述生教授师从卢英华老先生，以“拨筋”和“点穴”见长，在临床中善于运用推拿疗法，结合针灸、中药治疗骨伤科及内科、妇科、儿科疾病，疗效显著，深受广大患者的认可。工作室致力于全面系统整理崔述生教授的学术思想，深入挖掘燕京推拿流派中“拨筋”与“点穴”的渊源与传承。同时积极开展创新性研究，编写《名老中医崔述生推拿手法图谱》等四部专著，在核心期刊发表学术论文二十余篇。

工作室现有成员51人，从三甲医院到社区卫生服务中心，广泛分布于医疗卫生系统的各个岗位。工作室秉承新时期国家中医药发展战略的核心思想，全面培养中医药临床、研究与科普人才，探索新的培养模式，注重工作室成员的全面发展，不断为中医药事业的发展注入新鲜血液。

在临床工作之余，工作室还致力于中医药文化的推广与宣传，参加了数届地坛中医文化节，定期为社区及党政机关单位进行健康咨询与宣教；建立微信公众号，推送原创科普文章，通过自媒体互联网普及中医药知识；先后创立电脑工作室“闹钟式”颈部保健操、青少年脊柱保健操，并积极推广，取得了良好的社会影响。